Es tiempo de esperanza

Ediciones Palabra

Madrid

© Elena Calleja, 2024
© Ediciones Palabra, S.A., 2024
    Paseo de la Castellana, 210 – 28046 MADRID (España)
    Telf.: (34) 91 350 77 20 – (34) 91 350 77 39
    www.palabra.es
    palabra@palabra.es

Diseño de portada: Equipo editorial
ISBN: 978-84-1368-390-4
Depósito Legal: M-22.209-2024
Impresión: Gohegraf, S. L.
Printed in Spain – Impreso en España

Elena Calleja

Es tiempo de
esperanza

Cómo entenderte y sanar en Navidad

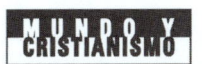

A mi padre y mi abuelo,
mis Ángeles de la Guarda,
que con su infinito amor me protegen
desde el cielo, siendo guía y consuelo
en cada paso que doy. Gracias
por ser mi esperanza.

A mi abuela, mi madre y mis hermanas,
raíces firmes que sostienen mi vida.
Gracias por ser mi apoyo incondicional
y mi mayor refugio.

Siempre juntos.

ÍNDICE

PRÓLOGO

Dicen que la esperanza es la virtud de quien no se cansa de esperar. No es una fórmula mágica, sino que es más bien un sentimiento que te hace contar las horas con una alegría serena y sincera. Es ilusionarse con lo pequeño, tomar conciencia del camino recorrido y recuperar fuerzas para seguir hacia adelante. Es respirar hondo y pensar en toda la gente que te quiere, es renovar cada día el contrato que tienes con la vida para hacerlo mejor que ayer. Es la que —según el dicho— nunca debería perderse, la que te sostiene y te permite amanecer cada mañana confiando en que algo bueno te aguarda ahí afuera. No es el optimismo impostado que rige la existencia de muchos ni una lista de deseos inabarcables. Es el alma llena, la sonrisa dispuesta y el corazón alerta.

Todo eso y mucho más es la esperanza, la que Elena Calleja —con este libro— te quiere devolver si la has perdido o mantener en sus cotas más altas si aún la conservas. Se trata de ahondar en tus pensamientos y sentimientos de su mano, de dejarte guiar por ella, que sabe mucho de cabeza y corazón, porque los pone —en su justa medida— en cada paso que da.

Ha dado lo mejor de sí misma en cada línea para ayudarte a reflexionar sobre fechas que suponen un reto para muchos, que traen consigo recuerdos o ausencias que pueden hacerte no disfrutarlas en plenitud. La vida es un regalo siempre, pero por el camino te dejas personas, ilusiones y sueños y, a veces, se hace complicado continuar sin todo ello.

Pero ella tiene la clave: a través de estas páginas te invita a descubrirte como el milagro que eres, a recobrar la alegría cotidiana de sentirte querido y valorado por ti mismo y por los demás, a superar miedos y pesares dándoles un nuevo sentido. No se trata de ignorar la tristeza, sino de identificarla, abordarla y superarla para abrazar de nuevo la alegría y la esperanza.

Ella te espera en cada comienzo y final de capítulo para recorrer cada recoveco de tu memoria, de tu pasado; pero también de tu presente, como el obsequio que es, y de tu futuro, como el sueño prometedor que te aguarda. Te aseguro que te dará una mano que, a partir de este momento, no querrás soltar nunca. Disfrútalo como lo que es, un auténtico tesoro.

Rocío Lacave
@telodijecantando

CAPÍTULO 1

Duelo por la pérdida de un ser querido

PSICÓLOGA: Buenos días, ¿cómo te sientes hoy?

PACIENTE: Hola, pues no muy bien. Se acercan las Navidades y no puedo dejar de pensar en mi padre. Es la primera Navidad sin él y siento un vacío enorme.

PSICÓLOGA: Siento mucho el dolor por el que estás pasando, perder a un ser querido es muy difícil, especialmente en épocas significativas como la Navidad. ¿Cómo te afecta esto en tu día a día?

PACIENTE: Es como si todo me recordara a él. Las luces, los villancicos, incluso el olor a comida. Siempre solíamos pasar las fiestas juntos, y ahora todo eso me parece insoportable.

PSICÓLOGA: Es completamente natural sentirte así. Las festividades pueden intensificar el duelo porque están llenas de recuerdos y tradiciones. ¿Has podido hablar con alguien sobre cómo te sientes?

PACIENTE: Sí, un poco. Mi madre y yo hemos hablado, pero ella también está muy afectada. No quiero añadirle más peso con mis sentimientos.

PSICÓLOGA: Entiendo que te preocupes por tu madre, pero también es importante que os ayudéis mutuamente. Compartir el dolor puede ayudar a aliviarlo. ¿Habéis pensado en crear nuevas tradiciones para recordar a tu padre en estas fechas?

PACIENTE: No lo habíamos pensado. Siempre hemos seguido las mismas tradiciones y parece extraño cambiar eso.

PSICÓLOGA: Es natural sentir resistencia al cambio, sobre todo cuando es un cambio que no nos habría gustado tener que hacer, pero crear nuevas tradiciones puede ser una forma de seguir adelante mientras honras su memoria. Podríais, por ejemplo, encender una vela en su honor, dedicar un momento para compartir recuerdos especiales sobre él, o rezar juntas.

PACIENTE: Me gusta la idea de rezar juntas; yo a raíz de esto no consigo refugiarme en Dios como antes. Podría ser una manera de sentir su presencia sin que sea tan doloroso.

PSICÓLOGA: Me alegra que te guste la idea. También es importante que te permitas sentirte triste y experimentar estas emociones sin juzgarte. El duelo es un proceso, y está bien sentir tristeza, nostalgia y hasta alegría al recordar buenos momentos.

PACIENTE: Sí, supongo que tienes razón. A veces me siento culpable si me río o disfruto de algo, como si lo estuviera traicionando.

PSICÓLOGA: La culpa aparece mucho en el duelo, y que disfrutes de los momentos no significa que estés olvidando o traicionando a tu padre. Es parte de tu proceso de sanar y seguir adelante. Quizá podrías escribirle una carta expresando todo lo que sientes; puede ser una forma de liberar esas emociones.

PACIENTE: Nunca lo había considerado, pero creo que escribir podría ayudarme a procesar mis sentimientos.

PSICÓLOGA: ¡Eso es! Recuerda que estás en un proceso y que está bien buscar apoyo cuando lo necesites. Antes me has comentado que te estaba costando sentirte cerca de Dios. ¿Quieres hablar de esto?

PACIENTE: Sí, me gustaría. A veces me siento abrumada y no sé cómo manejarlo. Últimamente siento que me cuesta todo; hasta las cosas más simples. Dios es lo primero en mi vida y ahora me siento sola en este dolor. Esto hace que esté más triste.

PSICÓLOGA: ¿Has sentido esto en algún otro momento de tu vida? ¿Ante otras adversidades?

PACIENTE: Sí, pero no con esta brusquedad y este bloqueo.

PSICÓLOGA: ¿Sabes qué ocurre? Que, en el duelo, nos bloqueamos. La tristeza es tan grande que no sabes qué pensar, qué hacer o qué decir. Todo nos cuesta más y necesitamos mucha ayuda; por eso mismo es importante que te tomes tu tiempo para volver a encontrarte cerca de Dios, tú misma sabes que es quien más te puede ayudar en estos momentos.

Pero quiero que estés tranquila, que te permitas llorar y sentir lo que sientes. Todo irá pasando y tienes derecho a estar mal; yo estoy aquí para apoyarte en este camino. Recuerda que el duelo es un proceso personal y no hay una manera «correcta» de vivirlo. Estoy segura de que encontrarás formas de honrar a tu padre mientras sigues adelante con tu vida.

La pérdida de un ser querido es una de las experiencias más dolorosas y universales que los seres humanos pueden enfrentar. Esta pérdida impacta profundamente tanto a nivel psicológico como espiritual. El duelo es un proceso complejo y multifacético que varía considerablemente de una persona a otra, influenciado por factores culturales, religiosos, personales y circunstanciales.

En estas páginas, te contaré las diferentes fases que tiene, las reacciones psicológicas más comunes, el papel de la espiritualidad en el proceso de duelo y algunas de las estrategias que yo uso en la consulta con mis pacientes para enfrentar y sanar tras una pérdida tan significativa.

FASES

El duelo es un proceso que generalmente se describe en términos de fases o etapas. Aunque no todas las personas pasan por estas fases de manera lineal, estas etapas nos dan información para entender por lo que, en mayor o menor medida, todos transitamos en el proceso de duelo:

❶ Negación

Al recibir la noticia de la pérdida, es común experimentar un estado de *shock* e incredulidad. La negación actúa como un mecanismo de defensa temporal, amortiguando el impacto inmediato de la noticia.

❷ Ira o rabia

A medida que la realidad de la pérdida se asienta y la negación deja de estar presente, pueden surgir sentimientos de ira y resentimiento. Esta ira puede dirigirse hacia uno mismo, hacia otros o incluso hacia el ser querido que ha fallecido.

❸ Negociación

En esta fase, las personas a menudo intentan recuperar el control o encontrar un sentido a la pérdida. Esto puede incluir pensamientos como: «Si tan solo hubiera...». Inconscientemente, lo que queremos es buscar cualquier forma de que nuestro ser querido vuelva, y es muy doloroso.

❹ Depresión

Una vez que se acepta la realidad de la pérdida, es común sentir una profunda tristeza y desesperanza. Este es un periodo de introspección y reflexión, donde la magnitud de la pérdida se siente más intensamente. En esta fase (y en todas) es muy importante nuestra relación con Dios, porque cuando nada ni nadie puede ayudarnos, Él siempre está. Él abraza nuestra tristeza. Él nos da la paz que tanto necesitamos en estos momentos.

❺ Aceptación

La fase final implica llegar a un estado de paz con la pérdida. Esto no significa olvidar al ser querido, sino aprender a vivir con la ausencia y encontrar una nueva forma de relacionarse con la memoria de la persona.

Aquí nuestra espiritualidad es nuestro mayor aliado. Somos capaces de reconocer los sacramentos que nos unen a nuestros seres queridos fallecidos, y la certeza de que están en un lugar mejor, esperándonos, nos brinda la alegría suficiente para poder buscar esa conexión espiritual con ellos, necesitando cada vez menos la terrenal.

Como decía, el duelo afecta a cada persona de manera distinta, por eso, en sesión yo hablo de duelos personalizados. No existe el mismo duelo ni siquiera para los miembros de una misma familia. Lo que sí compartimos son ciertas reacciones psicológicas, tales como:

❶ Tristeza y llanto

Sentimientos de tristeza profunda y episodios frecuentes de llanto son respuestas naturales y saludables al duelo. Tenemos que llorar la pérdida de nuestro ser querido, y esto no significa que no lo estemos haciendo bien o que nunca nos vayamos a recuperar.

❷ Ansiedad y miedo

La pérdida de un ser querido puede provocar ansiedad, miedo al futuro y preocupación por la propia mortalidad. Es muy común que sintamos que nuestro mundo se tambalea, y cuando esto ocurre, lo que queremos es tener todo bajo control.

❸ Irritabilidad y frustración

La frustración por la falta de control sobre la situación y la irritabilidad con las personas cercanas son reacciones comunes. Solemos estar más irascibles, discutir más y tener comportamientos que se alejan de lo que de verdad sentimos. Muchas veces queremos un abrazo y lo que nos salen son malas palabras. Cuando esto nos ocurre, nos ayudan mucho las estrategias y herramientas de gestión emocional.

❹ Culpa y remordimiento

Sentimientos de culpa por lo que se hizo o no se hizo antes de la muerte del ser querido pueden surgir durante el duelo.

❺ Aislamiento y retiro social

Muchas personas sienten la necesidad de retirarse socialmente para procesar su dolor en soledad. Además, volver a la vida normal puede ser cansado e impactante.

❻ Problemas de concentración y memoria

Dificultades para concentrarse y olvidos frecuentes son comunes debido al estrés emocional intenso. Una de las cosas que más se ven afectadas en el duelo es nuestro sistema cognitivo.

Debemos ser pacientes y pedir ayuda para gestionar todos estos cambios que, aunque son temporales, no son nada fáciles de sobrellevar.

EL PAPEL DE LA FE

En mis años de profesión y por lo que también he vivido en mi propia piel, no hay mayor consuelo para estos momentos que sentirnos cerca de Dios.

Cuando mi padre falleció hace tres años, un muy buen amigo mío me dijo lo siguiente: «Elena, tu padre se ha ido cuando Dios ha querido, ni antes ni después. ¡Y qué gozada! Es como si fuésemos plantas, y cuando nuestro Padre Celestial siente que estamos perfectos para irnos del jardín, nos lleva con él. Claro que te gustaría haber tenido más tiempo a tu padre, pero que no se te olvide que Dios se lo ha llevado en su mejor momento, el momento donde su santidad era más grande, y eso es motivo de celebración».

La espiritualidad y la religión pueden ofrecer un gran consuelo durante el duelo. Nuestras creencias espirituales nos brindan esperanza y aportan un sentido al dolor; nos ayudan a encontrar el significado que hay detrás de la pérdida de nuestros seres queridos y a no dejar que la tristeza nos venza.

Cuando tenemos la certeza de que no existe la muerte, el dolor se tiñe de un matiz diferente. La oscuridad empieza a volverse luz, la pena empieza a transformarse en esperanza… hasta que llega un momento en el que miramos al cielo y podemos dar las gracias.

No debemos dejarnos vencer por las emociones que nos puedan alejar de Dios en estos momentos. Si algo he aprendido con el tiempo, es que cuanto más nos empeñemos en alejarnos de Él, más fuerte nos abrazará.

Podemos gestionar un duelo de muchas maneras. La terapia nos ayuda enormemente a conocernos y entender por qué sentimos lo que sentimos y cómo gestionarlo para que no pueda con nosotros. Los psicólogos os ayudamos a curar vuestra cabecita, pero quien verdaderamente sana el corazón es Dios.

Llora lo que necesites, enfádate y no quieras entender todo, no pasa nada. Pero no dejes nunca de pedir un abrazo. No dejes nunca de pedir ayuda en estos momentos. No dejes nunca de rezar y pedir consuelo. «Pedid y se os dará» (*Mt* 7, 7).

Volverás a estar bien, te lo prometo.

En estas fechas de la Navidad, lo más normal es que estés más triste y que los recuerdos se aviven en ti con tal intensidad que puedan nublarte la vista ante lo maravilloso que está pasando: el nacimiento de Jesús.

Te invito a que te valides, pero que a la vez cojas fuerzas para no dejar que la tristeza te hunda. Validarse significa que aceptamos nuestras emociones sin juzgarlas y sin juzgarnos; sin querer evitarlas.

Deseo que en estas Navidades tu corazón pueda curarse un poquito más y que puedas abrazar tus emociones de la mano de nuestro recién nacido. Que mires esa silla vacía y al no escuchar su risa abraces la cruz con la certeza de que tu ser querido está ahí, no físicamente, pero sí espiritualmente acompañándote en cada momento y celebrando contigo la Navidad.

No te aísles, el dolor debe compartirse, aunque tu cuerpo te pida lo contrario. Habla con amigos, habla con tus familiares. No tengas miedo en pedir consuelo. Busca y encuentra maneras de expresar el dolor, ya sea a través del llanto, la escritura, el arte o la música; puede ser terapéutico y te va a ayudar.

Mantener hábitos saludables, como una buena alimentación, ejercicio regular y descanso adecuado, es crucial durante el duelo. Necesitas ser tu mejor amigo ahora más que nunca.

Y, sobre todo, respeta el proceso. Es importante darse permiso para sentir y expresar todas las emociones que surgen sin juzgarse por ellas. El duelo no tiene un calendario fijo y cada persona debe seguir su propio ritmo.

Lo estás haciendo muy bien.

El duelo es una experiencia profundamente personal y única que afecta tanto a nivel psicológico como espiritual. Comprender las etapas, reconocer las reacciones psicológicas comunes, apreciar el papel de la espiritualidad y emplear estrategias efectivas para enfrentar el dolor puede ayudarte a no sentirte tan solo en estos duros momentos de tu vida.

Aunque la pérdida de un ser querido cambia la vida para siempre, es posible encontrar una nueva forma de vivir y continuar adelante, honrando siempre la memoria de quien se ha ido y sabiendo con certeza que volveremos a verlos en el Reino de los Cielos.

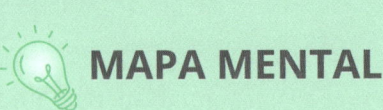

MAPA MENTAL

1. La pérdida de un ser querido, especialmente en épocas significativas como la Navidad, puede intensificar el dolor. Permítete vivir estas emociones sin juzgarte, y recuerda que el duelo es un proceso personal y único.

2. Aunque al principio puede parecer difícil cambiar las tradiciones, crear nuevas formas de recordar a tu ser querido puede ayudarte a seguir adelante mientras honras su memoria: encender una vela, rezar juntos o dedicar un momento especial para compartir recuerdos.

3. Hablar de tus sentimientos con familiares y amigos es fundamental. Aunque todos sufren, compartir el dolor puede aliviarlo y fortalecer la conexión entre quienes también extrañan a esa persona. No temas expresar lo que sientes; el apoyo mutuo es clave para sanar.

4. Mantenerse cerca de Dios y pedir consuelo en la oración te ayudará a encontrar paz y sentido en la pérdida. No dejes que la tristeza te aleje de tu fe; Dios siempre está ahí para abrazarte y darte la fortaleza que necesitas.

5. Es crucial mantener hábitos saludables: descansa, come bien y mantente activo. No te aísles; busca maneras de expresar tu dolor, como la escritura, el arte o la música.

«La muerte no es nada,
solo he pasado a la habitación de al lado.
Yo soy yo, vosotros sois vosotros.
Lo que somos unos para los otros
seguimos siéndolo.
Dadme el nombre que siempre me habéis dado.
Hablad de mí como siempre lo habéis hecho.
No uséis un tono diferente.
No toméis un aire solemne y triste.
Seguid riendo de lo que nos hacía reír juntos.
Hablad, sonreíd, pensad en mí.
Que mi nombre sea pronunciado como siempre lo ha sido,
sin énfasis de ninguna clase, sin señal de sombra.
La vida es lo que siempre ha sido. El hilo no se ha cortado.
¿Por qué estaría yo fuera de vuestra mente?
¿Simplemente porque estoy fuera de vuestra vista?
Os espero; no estoy lejos, solo al otro lado del camino.
¿Veis? Todo está bien».

San Agustín de Hipona

CAPÍTULO 2

Trastornos de la conducta alimentaria

PSICÓLOGA: Hola, ¿cómo te sientes hoy?

PACIENTE: Hola, me siento muy agobiada. Las Navidades siempre son difíciles para mí, pero este año me siento peor que nunca.

PSICÓLOGA: Entiendo. Las fiestas pueden ser especialmente desafiantes para alguien con un trastorno de la conducta alimentaria. ¿Qué es lo que más te preocupa?

PACIENTE: La comida. Parece que toda gira en torno a las comidas y las reuniones familiares. Tengo mucho miedo de perder el control y comer demasiado, o de que la gente se dé cuenta de que no estoy comiendo y empiecen a hacer preguntas.

PSICÓLOGA: Es completamente normal que te sientas así. La presión social y las expectativas pueden aumentar durante estas fechas. Hablemos sobre algunas estrategias que podrían ayudarte a manejar estas situaciones. ¿Te parece bien?

PACIENTE: Sí, por favor. Necesito toda la ayuda que pueda obtener.

PSICÓLOGA: Primero, sería útil establecer un plan para los eventos sociales. Puedes decidir de antemano qué y cuánto vas a comer, para sentir que tienes más control. También podrías hablar con alguien de confianza en tu familia sobre tus preocupaciones para que te brinde apoyo durante las reuniones.

PACIENTE: Eso suena bien, pero me da miedo que me juzguen o no me entiendan.

PSICÓLOGA: Entiendo tus preocupaciones. Puedes elegir a alguien que creas que será comprensivo y explicarle lo que necesitas de ellos, sin entrar en detalles, si no te sientes cómoda. A veces, simplemente tener a alguien a tu lado puede hacer una gran diferencia.

PACIENTE: Nunca lo había pensado así. Quizá podría hablar con mi hermana, ella siempre ha sido bastante comprensiva.

PSICÓLOGA: Eso suena como una excelente idea. Además, recuerda que está bien tomarte un descanso si te sientes abrumada durante alguna reunión. Puedes salir a dar un paseo corto o encontrar un lugar tranquilo para respirar profundamente y relajarte. No necesitas impresionar a nadie.

PACIENTE: Sí, un poco de aire fresco siempre me ayuda a calmarme.

PSICÓLOGA: Exacto. Y no olvides ser amable contigo misma. Las fiestas son un momento para disfrutar, no para presionarte. Celebra tus logros, por pequeños que sean, y no te castigues por los errores.

PACIENTE: Gracias, me siento un poco mejor al saber que tengo un plan y que puedo contar con alguien.

PSICÓLOGA: Me alegra escuchar eso. Recuerda que no estás sola en esto. Estamos aquí para apoyarte y ayudarte a superar estos momentos difíciles. ¿Te gustaría programar una sesión para después de las fiestas, para que podamos hablar sobre cómo te fue?

PACIENTE: Sí, me gustaría mucho. Gracias por todo.

PSICÓLOGA: De nada. Cuídate y nos vemos pronto. ¡Feliz Navidad!

PACIENTE: ¡Feliz Navidad!

Las Navidades pueden ser una época muy vulnerable para aquellas personas que están viviendo una mala relación con la comida. Este tipo de trastorno es tan limitante, que suele bloquear en el resto de áreas a quienes lo padecen; evitándoles poder ver más allá de la alimentación y la imagen corporal.

En este capítulo quiero que conozcas este trastorno en profundidad (siempre he pensado que la información es poder); y asimismo, darte algunas herramientas para que puedas vivir estos días con la mayor paz posible.

Por cierto, ¿sabías que existe una relación muy estrecha entre el trastorno de conducta alimentaria y la espiritualidad?

Los trastornos de conducta alimentaria (TCA) son afecciones graves relacionadas con comportamientos alimentarios persistentes que impactan negativamente en la salud, las emociones y la capacidad de funcionar en áreas importantes de la vida. Los TCA más comunes son la anorexia nerviosa, la bulimia nerviosa y el trastorno por atracón.

TIPOS DE TCA

❶ Anorexia nerviosa

- Caracterizada por una restricción extrema de la ingesta calórica, un miedo intenso a ganar peso y una imagen corporal distorsionada.

- Las personas con anorexia tienden a ver su cuerpo como sobrepeso incluso cuando están peligrosamente delgadas.

- Los síntomas físicos incluyen pérdida de peso extrema, fatiga, mareos y desnutrición severa.

❷ Bulimia nerviosa

- Implica episodios de ingesta de grandes cantidades de alimentos (atracones) seguidos de comportamientos para evitar el aumento de peso, como el vómito autoinducido, el uso excesivo de laxantes o el ejercicio extremo.

- Las personas con bulimia suelen tener una preocupación excesiva por su imagen corporal y peso, aunque su peso puede ser normal o variar ligeramente. Los atracones suelen ser desencadenados por el estrés o emociones negativas que no son capaces de gestionar.

- Los síntomas incluyen daños en los dientes y encías, deshidratación, problemas digestivos y cardiovasculares.

❸ Trastorno por atracón

- Se caracteriza por episodios recurrentes de comer en exceso, sin los comportamientos compensatorios de la bulimia.

- Las personas con este trastorno a menudo experimentan sentimientos de culpa y vergüenza por su comportamiento.

- Este trastorno puede llevar a la obesidad y a complicaciones de salud relacionadas, como la diabetes tipo 2 y la hipertensión.

Además de los siguientes factores, para diagnosticar un TCA es necesaria una exploración mucho más profunda con el paciente. Es distinto tener un trastorno de la conducta alimentaria que una mala relación con la comida o una imagen negativa del cuerpo.

❶ Factores biológicos

- **Genética**: las investigaciones sugieren que pueden tener una base hereditaria.

- **Química cerebral**: desbalances en neurotransmisores como la serotonina pueden influir en el desarrollo de estos trastornos.

❷ Factores psicológicos

- **Perfeccionismo**: las personas que tienen estándares extremadamente altos y miedo al fracaso pueden ser más propensas.

- **Autoestima baja**: la percepción negativa de uno mismo puede contribuir a su aparición.

- **Trastornos emocionales**: la depresión, la ansiedad y el trastorno obsesivo-compulsivo a menudo se asocian con los TCA.

❸ Factores socioculturales

- **Influencia de los medios**: la presión para cumplir con los ideales de belleza promovidos por los medios de comunicación puede desencadenar TCA.

- **Ambiente familiar**: familias que enfatizan la apariencia física y el control del peso pueden aumentar el riesgo.

- **Experiencias traumáticas**: el abuso, bullying o trauma emocional pueden ser desencadenantes.

TRATAMIENTO Y RECUPERACIÓN

El tratamiento de los TCA es complejo y requiere un enfoque multidisciplinario que incluye a médicos, nutricionistas y profesionales de la salud mental. Las opciones de tratamiento suelen ser:

❶ Terapia psicológica

- **Terapia cognitivo-conductual (TCC):** es la más común y se enfoca en cambiar los pensamientos y comportamientos relacionados con la alimentación.

- **Terapia familiar:** implica a los miembros de la familia en el proceso de recuperación. Es especialmente útil en adolescentes.

❷ Intervenciones médicas

- **Monitorización de la salud física:** evaluaciones regulares para tratar complicaciones médicas, como desnutrición, desequilibrios electrolíticos y problemas cardíacos.

- **Medicación:** antidepresivos o ansiolíticos pueden ser útiles en algunos casos, especialmente para tratar síntomas de depresión o ansiedad.

❸ Soporte nutricional

- **Asesoramiento dietético:** nutricionistas que ayuden a establecer patrones alimentarios saludables.

- **Planes de alimentación:** para asegurar una ingesta adecuada de nutrientes y restaurar el peso.

❹ Grupos de apoyo

- **Apoyo de pares:** grupos de apoyo ofrecen un espacio seguro para compartir experiencias y estrategias de afrontamiento.

- **Programas de tratamiento residenciales:** para casos severos, los programas intensivos pueden proporcionar un entorno controlado y de apoyo.

❺ Recuperación

- La recuperación de un TCA es un proceso a largo plazo que puede incluir recaídas.

- El apoyo continuo de familiares, amigos y profesionales es esencial para mantener la recuperación y prevenir recaídas.

- Una educación continua y conocer estrategias de afrontamiento ayudan a los individuos a manejar los desencadenantes y a mantener hábitos saludables.

EL PAPEL DE LA FE

La relación con Dios, dentro del contexto de los TCA, puede tener múltiples facetas y desempeñar un papel crucial en la experiencia y recuperación de quienes sufren estos trastornos. La espiritualidad y la fe en Dios pueden influir de manera positiva en la conducta alimentaria y en el bienestar general del individuo.

Positivamente, nos da un sentido de propósito y esperanza. La fe en Dios puede proporcionar un sentido de propósito y esperanza, ayudando a las personas a encontrar significado y consuelo durante el proceso de recuperación. Las prácticas religiosas y espirituales, como la oración y la meditación, pueden ofrecer consuelo emocional, reducir el estrés y fomentar la autoaceptación.

Además, la pertenencia a una comunidad religiosa puede proporcionar un sistema de apoyo social y emocional esencial para la recuperación de los TCA. Estas comunidades pueden ofrecer compañerismo, comprensión y aliento. Pero ojo, porque somos humanos, también nos puede influir negativamente en forma de culpa y perfeccionismo.

CÓMO GESTIONARLO EN FECHAS SIGNIFICATIVAS

Las fechas significativas, como fiestas y celebraciones, pueden ser especialmente desafiantes para quienes tienen trastornos de conducta alimentaria. Aquí hay algunas estrategias prácticas para cuidar de ti mismo durante estos momentos:

Planificación y preparación

✓ Anticipación de desafíos

- **Identifica** *triggers*: reconoce qué situaciones, alimentos o dinámicas familiares pueden ser especialmente difíciles para ti.

- **Establece un plan**: crea un plan sobre cómo manejarás las comidas y las situaciones sociales. Esto puede incluir tener un aliado de apoyo, practicar respuestas a posibles comentarios y tener estrategias para alejarte si te sientes abrumado.

✅ Planificación de comidas

- **Estructura del día:** intenta mantener un horario regular de comidas y refrigerios a lo largo del día para evitar el hambre extrema.

- **Opciones saludables:** si es posible, contribuye llevando un plato saludable que te sientas cómodo comiéndolo.

Durante el evento

✅ Mindful eating

- **Comer conscientemente:** come despacio, prestando atención a los sabores, texturas y sensaciones de saciedad. Esto puede ayudarte a mantenerte presente y reducir la ansiedad en torno a la comida.

- **Porciones pequeñas:** empieza con porciones pequeñas y date tiempo para evaluar cómo te sientes antes de decidir si quieres más.

✅ Apoyo social

- **Busca apoyo:** identifica a una persona de confianza que entienda tu situación y pueda brindarte apoyo durante el evento.

- **Aléjate si es necesario:** ten un plan para tomar descansos breves si te sientes abrumado. Salir a caminar o buscar un lugar tranquilo puede ayudarte a recobrar la calma.

✅ Lidiar con comentarios

Seguro que en alguna ocasión has sido protagonista de una comida familiar en la que ha habido comentarios que te han conectado con alguna herida interior.

Pues bien, si en la mayoría de los casos no suelen hacerse con mala intención, está bien tener una respuesta aprendida para saber gestionar estos momentos y poner distancia emocional al no poder ponerla física.

- **Respuestas preparadas:** practica respuestas cortas y educadas para manejar comentarios sobre tu alimentación o apariencia. Frases como «estoy bien, gracias» o «prefiero no hablar de eso» pueden ser útiles.

- **Cambio de tema:** dirige la conversación hacia otros temas si sientes que se está centrando demasiado en la comida o la apariencia física.

Autocuidado postevento

✅ Reflexión y autocompasión

- **Evalúa la experiencia:** reflexiona sobre cómo te sentiste y qué estrategias funcionaron bien para ti.

- **Sé compasivo contigo mismo:** recuerda que es normal tener dificultades y que cada pequeña victoria cuenta. Practica la autocompasión y evita la autocrítica.

✅ Apoyo continuo

- **Habla con un profesional:** si te sientes abrumado, considera hablar con tu terapeuta. Nosotros podemos ofrecerte estrategias adicionales y apoyo.

- **Conéctate con tu red de apoyo:** comunica tus experiencias a amigos o familiares que te apoyen, y acepta su ayuda y comprensión. No es momento de poder con todo. A veces, después del evento es cuando nos da el bajón.

✓ Actividad física y relajación

- **Ejercicio**: realizar una actividad física suave puede ayudarte a liberar tensiones y mejorar tu estado de ánimo.

- **Técnicas de relajación**: practica la meditación y la respiración para ayudarte a relajarte y reducir la ansiedad.

Prácticas espirituales

Si la espiritualidad y la fe son importantes para ti, considera integrarlas en tu estrategia de autocuidado:

✓ **Oración y meditación:** dedica tiempo a la oración o la meditación para encontrar paz y fortaleza. No dejes de rezar ni de ir a misa en estos momentos.

✓ **Lectura:** lee todo lo que puedas y más. La lectura calma y ubica; rebaja y relaja; posiciona y compadece.

En resumen, manejar fechas significativas con un TCA requiere una combinación de planificación, estrategias de afrontamiento durante el evento y autocuidado posterior. Al integrar estos enfoques y buscar apoyo tanto emocional como espiritual, puedes navegar estos momentos desafiantes de manera más saludable y equilibrada. Recuerda que es fundamental ser amable contigo mismo y reconocer tus logros, por pequeños que sean. No dudes en pedir ayuda si te sientes identificado con lo narrado en este capítulo. Tener una relación sana con la comida sí es posible y no debes aspirar a menos.

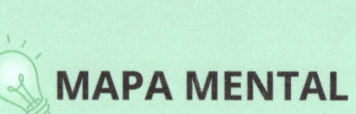

MAPA MENTAL

1. Los TCA involucran comportamientos alimentarios extremos y pensamientos obsesivos sobre la comida y la imagen corporal, lo que puede bloquear a las personas en otras áreas de su vida.

2. Surgen de una combinación de factores biológicos, psicológicos y socioculturales. Algunos desencadenantes son: la genética, los desbalances químicos en el cerebro, el perfeccionismo, la baja autoestima y la influencia de los medios.

3. Superar un TCA requiere un enfoque colaborativo que incluya terapia psicológica, intervenciones médicas y apoyo nutricional. La Terapia cognitivo-conductual, la terapia familiar, los grupos de apoyo y programas especializados también son recursos clave.

4. La fe y la espiritualidad pueden proporcionar consuelo, propósito y un fuerte apoyo emocional. Sin embargo, también pueden generar sentimientos de culpa y perfeccionismo. Encontrar un equilibrio es esencial para el bienestar.

5. Planificar con anticipación, identificar desencadenantes, practicar el autocuidado y buscar apoyo son estrategias clave para mantener la paz. Reflexionar después de los eventos y ser compasivo contigo mismo te ayudará a procesar la experiencia y seguir avanzando.

«Empieza por
hacer lo necesario,
luego haz lo posible,
y de repente
estarás haciendo
lo imposible».

San Francisco de Asís

CAPÍTULO 3

Pensamiento mágico

PSICÓLOGA: Buenos días, ¿cómo te sientes hoy?

PACIENTE: La verdad es que últimamente me siento bastante ansioso. He estado teniendo muchos pensamientos raros.

PSICÓLOGA: ¿Podrías contarme más sobre esos pensamientos raros? ¿Qué es lo que te preocupa específicamente?

PACIENTE: Bueno, he estado teniendo estos pensamientos mágicos. Cosas como que, si no hago ciertas cosas de una manera específica, algo malo va a pasar. Por ejemplo, si no alineo los objetos en mi escritorio de cierta forma, siento que algo terrible va a ocurrir.

PSICÓLOGA: Entiendo. ¿Puedes darme un ejemplo más detallado de una situación reciente donde te hayas sentido así?

PACIENTE: Claro, ayer mismo. Estaba en mi oficina y noté que mis bolígrafos no estaban alineados. Sentí una ansiedad intensa hasta que los ordené. Me tomó casi una hora sentirme mejor, y durante ese tiempo no pude concentrarme en mi trabajo.

PSICÓLOGA: Parece que estos pensamientos están afectando tu vida diaria. ¿Has identificado algún patrón o desencadenante que haga que estos pensamientos aparezcan?

PACIENTE: No estoy seguro. A veces parece que simplemente surgen de la nada. Pero también me he dado cuenta de que tiendo a tener más estos pensamientos cuando me siento estresado o bajo presión. También me pasa con mi fe.

PSICÓLOGA: ¿Sobre tu fe? ¿A qué te refieres?

PACIENTE: Cosas como creer que, si no rezo de una manera específica, algo malo le sucederá a mi familia. O que si no voy a la iglesia todos los domingos, no iré al cielo.

PSICÓLOGA: Entiendo. La fe puede ser una fuente de apoyo, pero a veces esos pensamientos pueden convertirse en una carga. ¿Podrías compartir un ejemplo reciente donde estos pensamientos te hayan afectado?

PACIENTE: Sí, la semana pasada. Estaba a punto de salir de casa y me di cuenta de que no había rezado esa mañana. Sentí una ansiedad tremenda y terminé rezando tres veces seguidas antes de poder salir. Llegué tarde al trabajo y estuve preocupado todo el día.

PSICÓLOGA: Es común que el estrés intensifique este tipo de pensamientos. Además de los pensamientos mágicos, ¿has notado alguna creencia limitante que pueda estar interfiriendo en tu vida?

PACIENTE: Sí, creo que tengo varias. Por ejemplo, siempre pienso que no soy lo suficientemente bueno en mi trabajo y que eventualmente todos se darán cuenta de que soy un fraude. Eso me hace sentir inseguro y me impide tomar riesgos o aceptar nuevos retos.

A veces me siento aliviado, pero otras veces siento que nunca es suficiente. Siempre hay algo más que debo hacer para asegurarme de que todo estará bien.

PSICÓLOGA: Es un ciclo muy agotador. Además de estos pensamientos mágicos relacionados con tu fe, ¿hay alguna creencia limitante que sientas que te está frenando?

PACIENTE: Sí, creo que hay varias. Una de ellas es la creencia de que no soy digno del amor de Dios, a menos que siga todas estas reglas y rituales perfectamente. Siento que siempre estoy fallando de alguna manera y eso me llena de culpa y miedo.

PSICÓLOGA: Esa es una creencia muy pesada y dolorosa. ¿Cómo manejas estos sentimientos de culpa y miedo cuando aparecen?

PACIENTE: Trato de hacer más oraciones y rituales para compensar, pero eso solo parece hacerme sentir peor cuando inevitablemente fallo en algún momento.

PSICÓLOGA: Es un ciclo muy difícil de romper. Vamos a trabajar en identificar y desafiar estas creencias limitantes, y también en desarrollar una comprensión más compasiva y equilibrada de tu fe. ¿Te gustaría explorar algunas estrategias juntos?

PACIENTE: ¿Sabes de lo que me he dado cuenta que hago siempre? Trato de ignorarlos, pero eso solo parece empeorarlos. A veces me convenzo de que tengo que trabajar más duro para probarme a mí mismo, pero nunca parece ser suficiente.

PSICÓLOGA: Ignorar estos pensamientos puede hacer que se intensifiquen. Es importante abordarlos de manera directa y trabajar en cambiar esas creencias limitantes. Podemos explorar algunas estrategias juntos para ayudarte a manejar estos pensamientos de manera más efectiva. ¿Te gustaría probar algunas técnicas durante nuestras sesiones?

PACIENTE: Sí, me gustaría mucho. Siento que necesito ayuda para dejar de sentirme así todo el tiempo.

PSICÓLOGA: Perfecto. Empezaremos por entender más a fondo de dónde vienen estos pensamientos y luego trabajaremos en estrategias específicas para desafiarlos y reemplazarlos con creencias más realistas y positivas. ¿Te parece bien?

Los pensamientos mágicos son creencias irracionales basadas en la lógica que atribuyen una relación causal entre eventos no relacionados. En la terapia psicológica, se observan estos pensamientos en diversas condiciones y se trabajan para ayudar a los pacientes a desarrollar una comprensión más racional y adaptativa de sus experiencias.

«Las creencias limitantes son como grilletes invisibles que atan nuestras acciones y nos impiden alcanzar nuestro potencial completo».

Carol S. Dweck

«El pensamiento mágico puede proporcionar un alivio temporal de la ansiedad, pero a largo plazo nos impide enfrentar la realidad y desarrollar estrategias efectivas para resolver nuestros problemas».

Albert Ellis

TIPOS DE PENSAMIENTOS MÁGICOS

❶ Trastorno obsesivo-compulsivo (TOC)

Un paciente puede creer que, si no realiza un ritual específico, como contar hasta un número determinado o tocar un objeto varias veces, algo malo le sucederá a él o a sus seres queridos.

❷ Depresión

Una persona puede pensar que, si se siente triste, es porque ha sido «castigada» por algún error del pasado, aunque no exista una conexión real entre ambos eventos.

❸ Ansiedad generalizada

Un paciente podría creer que preocuparse constantemente por un evento futuro evitará que ocurra, como si el simple acto de preocuparse tuviera el poder de cambiar el resultado.

❹ Esquizofrenia

Un paciente podría creer que sus pensamientos pueden influir en los eventos del mundo real o que tienen poderes especiales para controlar situaciones o personas.

❺ Supersticiones

Una persona podría evitar pasar por debajo de una escalera o preocuparse si se le cruza un gato negro, creyendo que estos eventos traerán mala suerte o consecuencias negativas.

❻ Duelo

Un individuo en duelo puede creer que, si no cumple con ciertos rituales o si se permite ser feliz, está traicionando la memoria de la persona fallecida.

¿No te suena esto al autoboicot? Pues bien, esto es así porque este tipo de creencias pueden ser tan invasivas e incontrolables que, en efecto, produce una alteración emocional en la vida, hasta tal punto, que puedan ocasionar trastornos de ansiedad graves, sobre todo en pacientes con un perfil obsesivo compulsivo y personalidades rumiativas.

> «El pensamiento mágico surge de la necesidad de controlar situaciones inciertas y de encontrar significado en eventos desconcertantes. Sin embargo, puede convertirse en una trampa que nos impide enfrentar la complejidad del mundo real».

Irvin D. Yalom

Es muy importante que en la terapia sepamos ver cuándo el paciente está siendo víctima del pensamiento mágico para que no interfiera en su recuperación, ya que estas creencias suelen corromper cualquier pensamiento positivo racional.

Técnicas como la reestructuración cognitiva y la exposición y prevención de respuesta son comunes en el tratamiento de pensamientos mágicos.

EL PAPEL DE LA FE

La fe teologal y el fideísmo emotivista son conceptos distintos dentro del ámbito de la religión y la filosofía. Permíteme explicarte brevemente sus diferencias:

Fe teologal

La fe teologal se refiere a la creencia en Dios y en las enseñanzas religiosas con fundamento en la revelación divina y la autoridad de la religión. Esta fe se basa en la confianza en la revelación divina transmitida a través de textos sagrados, tradiciones religiosas y experiencias espirituales. Aunque la fe teologal implica creer en cosas que pueden estar más allá de la comprensión y la evidencia empírica, suele integrarse con la razón y el entendimiento humano. Por ejemplo, en el cristianismo, la fe teologal implica creer en la existencia de Dios, en la encarnación de Jesucristo y en la salvación a través de la gracia divina.

Fideísmo emotivista

El fideísmo emotivista es una postura filosófica que sostiene que la fe religiosa no está sujeta a la razón o la evidencia, sino que es una cuestión de emoción o sentimiento personal. Según este concepto, las creencias religiosas no se fundamentan en argumentos racionales, sino en experiencias emocionales o sentimientos subjetivos. A diferencia de la fe teologal, el fideísmo emotivista tiende a descartar el papel de la razón en la religión y enfatiza la importancia de la experiencia emocional directa. Por ejemplo, un fideísta emotivista podría afirmar que cree en Dios no porque haya pruebas lógicas o evidencia empírica, sino porque experimenta una profunda emoción de conexión espiritual.

En resumen, mientras que la fe teologal se basa en la revelación divina y puede integrarse con la razón, el fideísmo emotivista sostiene que la fe religiosa es una cuestión de emoción personal y no está sujeta a la razón o la evidencia.

LAS TRAMPAS DEL PENSAMIENTO MÁGICO EN LA TERAPIA PSICOLÓGICA

Un enfoque terapéutico efectivo reconoce el valor de la fe mientras se trabaja para disipar las creencias mágicas que no contribuyen al bienestar mental. La fe es un recurso muy valioso para muchos pacientes, ayudándolos a enfrentar desafíos con optimismo y fuerza, confiando y sabiendo que Dios les cuida y no les dejará solos ante ninguna adversidad.

No obstante, el pensamiento mágico, que se caracteriza por la atribución de eventos a fuerzas sobrenaturales sin evidencia, puede crear expectativas poco realistas y desviar a los pacientes de estrategias efectivas de afrontamiento que ofrecemos en sesión. Son creencias irracionales y, por tanto, limitantes. Por eso, en sesión intento que el paciente fortalezca la fe genuina y basada en la realidad y que evite las trampas del pensamiento mágico, que, lejos de calmar, empeora tanto el proceso como el transcurso del paciente en su terapia.

La fe abre, engrandece y da esperanza auténtica; el pensamiento mágico ciertamente es todo lo contrario, esclaviza y limita al mismo nivel que la superstición. Por eso, ¡a Dios rogando y con el mazo dando! Seamos sujetos activos de nuestro cambio y nuestra felicidad sin dejar de mirar hacia arriba.

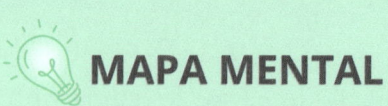

MAPA MENTAL

1. Los pensamientos mágicos son creencias irracionales que conectan eventos sin relación real entre ellos. Atribuyen poder a acciones, rituales o pensamientos, como creer que preocuparse evitará que algo malo ocurra.

2. Estas creencias actúan como un autoboicot emocional, generando ansiedad y bloqueando pensamientos racionales positivos. Son especialmente perjudiciales en perfiles obsesivo-compulsivos y personalidades rumiativas.

3. En terapia, es importante distinguir entre la fe teologal (razón) y el fideísmo emotivista (emoción) estas formas de fe para evitar que creencias irracionales interfieran con el bienestar.

4. Los pensamientos mágicos crean expectativas poco realistas y limitan la capacidad de las personas para enfrentar los desafíos con claridad y acción. Es importante fortalecer la fe genuina.

5. En terapia, el objetivo es dotar a los pacientes de la capacidad para que sean sujetos activos de su cambio, abrazando la FE y dejando atrás las limitaciones del pensamiento mágico.

«La fe es la certeza
de lo que se espera,
la convicción
de lo que no se ve».

San Pablo (*Hb* 11, 1)

CAPÍTULO 4

Soledad

PSICÓLOGA: Buenas tardes, ¿cómo te sientes hoy?

PACIENTE: La verdad es que me siento muy solo. Las fiestas navideñas se acercan y, en vez de sentir alegría, solo siento un gran vacío.

PSICÓLOGA: Entiendo. Las festividades pueden ser momentos difíciles para muchas personas. ¿Qué es lo que más te preocupa de estas fechas?

PACIENTE: Creo que lo que más me afecta es ver a todos tan felices con sus familias y amigos. Siento que soy el único que no tiene a nadie con quien compartir estos momentos.

PSICÓLOGA: Es normal sentirse así cuando vemos a nuestro alrededor tanta celebración y unidad. La comparación puede ser dolorosa. ¿Has experimentado esto en otros momentos festivos, como tus cumpleaños o las vacaciones de verano?

PACIENTE: Sí, siempre he tenido esta sensación, pero en Navidad es mucho peor. Me siento completamente desconectado de todo y de todos.

PSICÓLOGA: Gracias por compartir esto conmigo. Hablemos un poco más sobre la soledad y cómo te afecta a nivel psicológico. Esto puede ayudarnos a entender mejor tus sentimientos y encontrar maneras de manejarlos.

Has mencionado que te sientes desconectado. ¿Puedes describir cómo es esa desconexión para ti?

PACIENTE: Es como si estuviera detrás de un cristal viendo a todos los demás disfrutar mientras yo estoy atrapado en mi propio mundo. Incluso cuando estoy con otras personas, no siento realmente pertenencia a ese grupo de gente.

PSICÓLOGA: Esa sensación de estar aislado aunque estés acompañado es una experiencia común en la soledad emocional. ¿Has intentado hablar con alguien sobre cómo te sientes?

PACIENTE: Lo he intentado, pero me resulta difícil. No quiero ser una carga para los demás ni arruinar sus momentos felices con mis problemas.

PSICÓLOGA: Es comprensible que no quieras sentirte como una carga. Sin embargo, compartir tus sentimientos puede ayudarte a romper ese cristal y comenzar a sentirte más conectado. Vamos a explorar más sobre cómo la soledad afecta tu bienestar psicológico.

La soledad es una experiencia subjetiva que puede afectar profundamente la salud mental de una persona. No se trata simplemente de estar solo físicamente, sino de sentir una desconexión emocional con los demás. Durante las fiestas, esta sensación puede intensificarse debido a las expectativas de alegría y compañía que envuelven estas fechas.

En términos psicológicos, la soledad puede desencadenar una serie de respuestas negativas. Los estudios han demostrado que la soledad crónica puede llevar a problemas de salud mental, como la depresión y la ansiedad. Las personas solitarias pueden experimentar una baja autoestima, sentimientos de inutilidad y una tendencia a negativizar los sucesos futuros.

El cerebro de una persona que se siente sola funciona de manera diferente. Las áreas del cerebro asociadas con el procesamiento social, como la corteza prefrontal y la amígdala, muestran una mayor activación. Esto significa que las personas solitarias pueden ser más sensibles a las señales de rechazo social y menos capaces de percibir interacciones positivas.

Durante las festividades, estas respuestas pueden intensificarse. La presión por sentirse feliz y conectado puede hacer que aquellos que se sienten solos se sientan aún más aislados. Es crucial entender que la soledad no es simplemente una cuestión de estar solo, sino de sentir una desconexión profunda y dolorosa con los demás.

EL PAPEL DE LA FE

«Jesús me ha dicho: "Nunca te dejaré sola; estoy contigo siempre"».

Santa Faustina Kowalska

La espiritualidad puede ofrecer un consuelo significativo para aquellos que se sienten solos. La conexión con lo divino, o con un propósito espiritual más grande, puede proporcionar una fuente de esperanza y sentido de pertenencia.

La Navidad, por ejemplo, es una época de reflexión espiritual. Para los cristianos, es un momento para recordar el nacimiento de Jesús y la esperanza que trae al mundo. Esta perspectiva puede ofrecer un consuelo profundo a aquellos que se sienten solos, al recordar que la esencia de la festividad es la llegada de la luz en tiempos de oscuridad; y no solo las reuniones familiares y las festividades sociales.

La oración y la meditación pueden ser herramientas poderosas para combatir la soledad. Estas prácticas permiten a las personas conectarse con una fuerza superior y encontrar paz interior. Además, las comunidades religiosas a menudo ofrecen un sentido de pertenencia y apoyo que puede aliviar la sensación de aislamiento. La Iglesia puede convertirse en tu familia.

La espiritualidad puede ser una parte integral de un enfoque holístico para enfrentar la soledad. Al encontrar consuelo en la fe y en la comunidad espiritual, las personas pueden descubrir nuevas formas de enfrentar sus sentimientos y encontrar un sentido de propósito y conexión más profundo.

CÓMO GESTIONARLO EN FECHAS SIGNIFICATIVAS

La soledad no solo afecta a nivel emocional, sino que también tiene impactos físicos y cognitivos significativos. Los estudios han mostrado que la soledad prolongada puede aumentar el riesgo de enfermedades cardíacas, reducir la función inmunológica y acortar la esperanza de vida. Esto se debe a que la soledad crónica activa una respuesta de estrés en el cuerpo, elevando los niveles de cortisol y otros marcadores de inflamación.

En el ámbito cognitivo, la soledad puede afectar la memoria y la función ejecutiva. Las personas solitarias pueden experimentar dificultades para concentrarse, tomar decisiones y mantener una perspectiva positiva sobre sus experiencias y su futuro. Esta combinación de factores emocionales, físicos y cognitivos crea un ciclo vicioso donde la soledad se perpetúa y se agrava con el tiempo.

Durante las épocas de fiesta, este ciclo puede intensificarse. La expectativa social de alegría y conexión puede hacer que aquellos que se sienten solos se sientan aún más excluidos. Es esencial reconocer y validar estos sentimientos, permitiendo que las personas busquen ayuda y apoyo sin sentirse juzgadas. ¿Cómo gestionarlo?

- ✅ **Conexión consciente:** intenta conectarte con personas que realmente te importan y con las que te sientes cómodo. Esto no siempre significa estar físicamente presente; a veces, una llamada telefónica o un mensaje sincero puede ser suficiente.

- ✅ **Participación en actividades significativas:** involucrarte en actividades que te apasionan puede proporcionarte un sentido de propósito y pertenencia. Voluntariados, grupos comunitarios o eventos de interés personal pueden ser una excelente manera de encontrar nuevas conexiones.

- ✅ **Cuidado personal:** practicar el autocuidado es crucial. Esto incluye mantener una rutina saludable de sueño, alimentación y ejercicio. Además, actividades como la meditación, la lectura o el paseo al aire libre pueden ayudarte a sentirte mejor contigo mismo.

- ✅ **Buscar ayuda profesional:** hablar con un terapeuta o un sacerdote puede proporcionarte herramientas y estrategias para manejar la soledad de manera efectiva. A veces, simplemente tener a alguien que escuche puede marcar una gran diferencia.

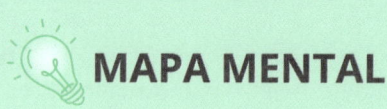

MAPA MENTAL

1. La soledad no solo afecta nuestras emociones, sino que también tiene repercusiones físicas y cognitivas. Puede aumentar el riesgo de enfermedades cardíacas, debilitar el sistema inmunológico y afectar la memoria y la capacidad de concentración.

2. Durante las festividades, la soledad puede sentirse más intensa debido a la presión social de estar alegre y conectado. Esto puede hacer que las personas solitarias se sientan aún más excluidas, aumentando su malestar emocional.

3. Busca conectar con personas que realmente te importen, incluso si no es en persona. Una llamada o un mensaje sincero pueden brindar un sentido de compañía y apoyo emocional, ayudando a aliviar el sentimiento de soledad.

4. Participar en actividades que te apasionen, como voluntariados o grupos comunitarios, puede proporcionarte un sentido de propósito y nuevas conexiones. Estas experiencias enriquecedoras ayudan a combatir la soledad y promueven el bienestar.

5. Hablar con un terapeuta o alguien de confianza, como un sacerdote, puede ser muy valioso. Además, te ayudará cuidar de ti mismo con hábitos saludables y momentos de reflexión, como la oración o un paseo al aire libre.

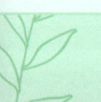

«Habla con Jesús
en la oración,
confíale tus penas,
tus alegrías y tus
preocupaciones.
Él nunca
te deja solo».

San Pío de Pietrelcina

CAPÍTULO 5

Separaciones matrimoniales

Paciente: Bueno, esta es la primera vez que voy a pasar las fiestas desde que mis padres se separaron. Tengo 24 años y pensé que lo manejaría mejor, pero es más difícil de lo que esperaba.

Psicóloga: Debe de ser un momento muy difícil para ti. ¿Te apetece contarme cómo está siendo esta experiencia para ti?

Paciente: Es muy confuso y doloroso. Me siento dividido, como si no pudiera disfrutar de las fiestas sin sentirme culpable por no estar con uno de mis padres. No sé cómo equilibrar esto. No sé expresarme tampoco; solo quiero llorar y estar solo.

Psicóloga: Es completamente normal sentirse así. Los cambios en la dinámica familiar pueden ser muy desestabilizadores, especialmente durante momentos en que solían ser felices. ¿Has hablado con tus padres sobre cómo te sientes?

Paciente: Un poco, pero es complicado. Ambos quieren que pase tiempo con ellos y no quiero herir los sentimientos de ninguno. Además, también están lidiando con sus propias emociones y sé que lo están pasando mal, aunque sea de manera distinta.

Psicóloga: Es natural que te sientas así. Quizá podríamos explorar algunas estrategias para manejar estas emociones y encontrar un equilibrio. ¿Te parece bien?

Primero, podríamos trabajar en aceptar tus sentimientos. Es importante reconocer que está bien sentirse triste o en conflicto. No necesitas estar feliz todo el tiempo, especialmente en una situación tan complicada.

PACIENTE: Eso tiene sentido y sé que es lo que debo hacer, pero es difícil no sentirme culpable.

PSICÓLOGA: La culpa es una emoción común en estos casos, pero no es tu responsabilidad arreglar la situación. Puedes intentar enfocarte en lo que puedes controlar, en cómo manejas tus propias emociones y cómo decides pasar tu tiempo.

Otra cosa que podríamos hacer es planificar con anticipación cómo quieres pasar las fiestas. Tal vez podrías dividir el tiempo entre tus padres de una manera que te haga sentir más cómodo, o encontrar una nueva tradición que puedas disfrutar por ti mismo.

PACIENTE: Hacer algo nuevo podría distraerme un poco y hacer que me sienta menos triste. Gracias. Hablar de esto me hace sentir un poco mejor. Siento que tengo un plan para manejarlo ahora.

PSICÓLOGA: Me alegra escuchar eso. Recuerda que no estás solo en esto y que está bien sentirte triste. Estamos aquí para trabajar juntos en esto. Y cuando te sientas preparado, hablaremos con tus padres de cómo te sientes. ¿Qué te parece?

PACIENTE: Gracias, de verdad. Creo que esto me ayudará mucho a sobrellevar estos días que nos esperan por delante.

PSICÓLOGA: De nada, estoy aquí para apoyarte. Nos vemos en la próxima sesión. Cuídate y trata de darte un respiro. No tienen que ser las mejores Navidades de tu vida.

Ojalá este capítulo no te remueva muchas heridas. Si te remueve, significará que lo has vivido en tu propia piel o quizá de cerca. Sea como sea, siento mucho por lo que has pasado y espero que en estas líneas puedas encontrar consuelo.

> La separación de los padres es uno de los eventos más dolorosos y desestabilizadores que puede experimentar un hijo. Independientemente de la edad, este acontecimiento provoca un profundo impacto emocional, generando sentimientos de tristeza, confusión e incluso culpa. Para un niño, la separación de sus padres puede sentirse como el colapso de su mundo, una fractura en la estructura fundamental que proporciona seguridad y estabilidad.

En los casos de niños pequeños, la separación puede ser particularmente desconcertante porque aún no tienen la capacidad cognitiva para comprender plenamente lo que está sucediendo. Ven a sus padres como figuras de autoridad y protección, y la ruptura de esa unidad puede provocar ansiedad, miedo y un sentimiento de abandono. Los niños pueden internalizar la separación, creyendo erróneamente que son, de alguna manera, responsables por la ruptura. Esta percepción errónea puede generar problemas de autoestima y sentimientos de culpa, complicando aún más su bienestar emocional.

Para los adolescentes y adultos jóvenes, como aquellos en su veintena, la separación de los padres puede ser igualmente devastadora, aunque de una manera diferente. A esta edad, los hijos suelen estar desarrollando sus propios caminos hacia la independencia y la construcción de su identidad. La separación de sus padres puede introducir una crisis de identidad al desafiar las ideas previamente mantenidas sobre la familia y el amor. Además, los más adultos pueden sentirse obligados a tomar partido, equilibrando sus relaciones con ambos padres mientras intentan no alienar a ninguno. Este tira y afloja emocional puede ser agotador y dejar a los hijos sintiéndose divididos y desleales en el amor a sus padres.

Las fiestas y los eventos familiares, que solían ser momentos de alegría y unión, pueden convertirse en recordatorios dolorosos de la separación. Los hijos se encuentran a menudo en la incómoda posición de tener que dividir su tiempo entre los padres, sintiéndose culpables por no poder estar con ambos al mismo tiempo. Las antiguas tradiciones familiares pueden verse interrumpidas, y la nostalgia por los tiempos en que la familia estaba unida puede intensificar el dolor emocional.

A largo plazo, la separación de los padres puede influir en la forma en que los hijos perciben y manejan sus propias relaciones. Pueden desarrollar miedos y desconfianzas en cuanto al compromiso y la estabilidad en sus vínculos afectivos. Es posible que experimenten ansiedad en sus propias relaciones románticas, temiendo que ellas también puedan terminar en separación.

Es crucial que los padres ofrezcan apoyo y comprensión a los hijos durante este proceso. La comunicación abierta y honesta, junto con el aseguramiento constante de amor y apoyo incondicional, puede ayudar a mitigar algunos de los efectos negativos de la separación. La terapia familiar o individual también puede ser una herramienta valiosa para que los hijos procesen sus emociones y desarrollen estrategias para manejar sus sentimientos de manera saludable.

En conclusión, la separación de los padres es una experiencia profundamente dolorosa para los hijos, independientemente de su edad. Genera una gama de emociones complejas y puede tener un impacto duradero en su bienestar emocional y psicológico. Reconocer y abordar estas emociones con empatía y apoyo es esencial para ayudar a los hijos a navegar por este difícil proceso y construir una base sólida para su futuro emocional.

PERO ¿Y QUÉ PASA CON LOS PADRES? ¿CÓMO LO SUFREN ELLOS?

La separación no es solo una experiencia dolorosa para los hijos, sino que también conlleva un profundo sufrimiento para los padres. Este proceso puede ser emocionalmente agotador en múltiples niveles. Los padres enfrentan la disolución de una relación que, en algún momento, fue una fuente de amor, apoyo y esperanza para el futuro. Un «sí quiero» para toda la eternidad.

La decisión de separarse suele venir acompañada de un tumulto de emociones que van desde la tristeza y el duelo hasta la culpa y el temor por lo que está por venir.

Para muchos padres, uno de los aspectos más dolorosos de la separación es el impacto que esta tiene en sus hijos. Ver a los hijos sufrir puede generar sentimientos de culpa y fracaso. Los padres pueden cuestionarse a sí mismos y sus decisiones, preguntándose si han hecho lo correcto y si podrían haber intentado más para mantener la familia unida. Este autoexamen puede ser implacable, exacerbando el dolor emocional que ya están experimentando.

Además, la separación implica un cambio radical en la vida diaria. Los padres deben adaptarse a vivir sin la presencia constante de la otra persona, lo que puede ser una transición difícil. Aquellos que se convierten en padres solteros deben enfrentar la carga adicional de manejar las responsabilidades del hogar y la crianza de los hijos por sí solos. Esto puede generar estrés, agotamiento y un sentimiento de estar abrumados.

La separación también puede afectar la identidad y autoestima de los padres. Una relación fallida puede ser percibida como un reflejo de sus propias deficiencias, provocando una crisis de autovaloración. La ruptura de la relación matrimonial puede llevar a los padres a reevaluar sus propias vidas, sus logros y sus futuros, creando una sensación de incertidumbre y ansiedad sobre lo que vendrá.

El proceso legal y financiero de la separación añade otra capa de estrés. Dividir bienes, negociar la custodia de los hijos y reorganizar las finanzas puede ser una experiencia contenciosa y emocionalmente drenante. Estos desafíos prácticos a menudo agravan el dolor emocional, haciendo que el proceso de separación sea aún más complejo.

A largo plazo, los padres deben reconstruir sus vidas y sus identidades como individuos separados. Este proceso de reconstrucción puede ser lento y doloroso, pero también tiene el potencial de ser una oportunidad para el crecimiento personal y el autodescubrimiento. Los padres pueden encontrar nuevas formas de felicidad y realización, tanto para ellos mismos como para sus hijos, pero este camino no está exento de dificultades y requiere tiempo, paciencia y esfuerzo.

En conclusión, la separación es una experiencia profundamente dolorosa tanto para los padres como para los hijos. Los padres enfrentan una miríada de emociones y desafíos prácticos mientras tratan de navegar por este proceso. A pesar de las dificultades, con apoyo adecuado y tiempo, es posible que los padres encuentren nuevas formas de construir sus vidas y ofrecer un entorno estable y amoroso para sus hijos, incluso en medio del dolor de la separación.

¿QUÉ OCURRE CON EL SACRAMENTO DEL MATRIMONIO?

Para los cristianos, el sacramento del matrimonio es una unión sagrada y permanente, vista como un reflejo del amor de Dios y un compromiso de vida entre los esposos. La separación y el divorcio en este contexto no solo representan una ruptura emocional y práctica, sino también una crisis espiritual y moral, y por eso la experiencia puede ser particularmente dolorosa y conflictiva debido a las creencias y los valores, que tambalean en esta difícil etapa vital.

En mi consulta he podido ver que la ruptura de este vínculo puede generar una fuerte crisis espiritual, sentimientos de culpa, vergüenza… Pueden sentir que han fracasado ante Dios, ante sus familias e incluso ante ellos mismos.

Independientemente del motivo de la separación, también existe una sensación vaga e interna de no haber sido capaz de hacer feliz a la otra persona. Esto conlleva para sí un tremendo desasosiego que invita cruelmente a reflexionar sobre la valía de cada uno; siendo el diagnóstico final tremendamente duro e irracional en muchos casos.

También podemos encontrarnos en conflicto con la fe. El proceso de separación puede llevar a cuestionamientos profundos sobre la fe y el propósito de la vida. A veces podemos caer en la tentación de preguntarnos por qué Dios permitió que el matrimonio fracasara. A esto se le suma una lucha entre posibles sentimientos de abandono y la temida desesperanza.

Pero ¿quién no ha podido caer alguna (y mil veces) en la trampa de los pensamientos intrusivos? ¿No es ya bastante difícil esta situación como para encima añadirle un culpable? No desesperes; Dios nunca abandona. Dios no se decepciona. Dios no te castiga. Y mucho menos aún rompe matrimonios.

En esta etapa tan frágil y vulnerable, es muy importante encontrar un buen consuelo. Un buen consuelo no es aquel que te calma primero; sino aquel donde puedes descansar sin herir más a tu alma.

Yo los sintetizo en dos: la oración y el perdón. Van muy unidas, lo sé, pero no se me olvida que aquí hay dos protagonistas en conflicto, el corazón y la cabeza.

El proceso de perdón, tanto hacia uno mismo como hacia el cónyuge, es fundamental. La reconciliación no siempre implica restaurar la relación, sino encontrar paz interior y liberarse de la amargura y el resentimiento. El perdón no se consigue por uno mismo; el perdón es un DON que Dios no da, por eso es imposible sin la oración.

Siempre he defendido que el perdón es liberador. Es uno de los regalos más bonitos y sinceros que podemos hacernos a nosotros mismos. Sí, has leído bien: a nosotros mismos. Porque el perdón se dedica en primera persona. Uno perdona para liberarse, para empezar de cero, para gestionar la rabia, la ira y la decepción. Desde luego, si además consigues perdonar de corazón a la otra persona, hallarás la paz mucho antes. Pero a veces no es tan fácil. Necesitaremos tiempo, ayuda y paciencia.

En medio del dolor, debemos encontrar el consuelo en la fe, en la oración y pedir ayuda profesional. Sin perdón, no hay sanación. Y deseo que puedas experimentar una vida sin resentimiento, ni por ti ni por nadie.

> «La familia que reza unida,
> permanece unida».

San Juan Pablo II

Es importante cuidarse psicológicamente en los momentos más duros de la vida. Muchas veces tendemos a descuidarnos, y eso, aunque fácil a corto plazo, puede hacer más difícil a medio y largo plazo reconstruir nuestras vidas.

A continuación, os dejo tres pautas con las que yo trabajo en mis sesiones de terapia de pareja y familiar. El enfoque de estas herramientas está en la comunicación y en la aceptación, por lo que es posible que, si te cuesta aplicarlas, debas revisar cómo están estas dos anteriormente nombradas. Aunque ahora mismo la casa esté patas arriba, intenta no empezar por el tejado.

CÓMO GESTIONARLO EN FECHAS SIGNIFICATIVAS

Comunicación abierta y honesta

☑ **Para los padres**

- **Entre ellos:** mantener una comunicación respetuosa y clara es esencial, especialmente cuando se trata de la crianza de los hijos. Evitar discusiones delante de los niños y abordar los desacuerdos de manera constructiva puede reducir el estrés para todos.

- **Con los hijos**: informar a los hijos sobre la situación de manera apropiada para su edad, asegurándoles que no tienen la culpa y que ambos padres los aman y estarán presentes en sus vidas.

✅ Para los hijos

- **Con los padres**: ser abiertos sobre sus sentimientos y necesidades. Expresar cómo se sienten respecto a la separación y qué podrían necesitar de cada padre para sentirse apoyados.

- **Con otros**: buscar apoyo emocional de amigos, familiares o terapia psicológica para procesar sus emociones y recibir orientación.

Establecimiento de nuevas rutinas y tradiciones

✅ Para los padres

- **Rutinas consistentes**: crear una rutina estable para los hijos puede proporcionarles una sensación de seguridad y predictibilidad. Esto incluye horarios regulares para visitas, comidas y actividades cotidianas.

- **Nuevas tradiciones**: introducir nuevas actividades y tradiciones que ayuden a construir una nueva normalidad y a crear momentos positivos y memorables en este nuevo capítulo de sus vidas.

✅ Para los hijos

- **Participación activa**: involucrarse en la creación de nuevas tradiciones y rutinas puede ayudar a sentirse más en control y menos desorientados por los cambios.

- **Actividades propias**: mantener actividades que les gusten y empezar nuevas aficiones o pasatiempos puede proporcionar un escape saludable y una fuente de alegría.

Cuidado personal y apoyo emocional y espiritual

✔ Para los padres

- **Cuidado personal**: priorizar su propio bienestar físico y emocional. Esto incluye ejercicio regular, una alimentación equilibrada y tiempo para relajarse y reflexionar.

- **Apoyo emocional y espiritual**: hablar, hablar y hablar un poco más. No dejar que la cabeza piense sin sentido es fundamental. Pide ayuda y consigue una buena red de apoyo para estos momentos. No dejes de rezar y buscar consuelo en Dios. Busca un director espiritual si consideras que te puede ayudar. El cuerpo te pedirá soledad, no le hagas caso.

✔ Para los hijos

- **Cuidado personal**: mantener hábitos saludables y encontrar maneras de relajarse y reducir el estrés, como practicar deportes, arte, música o cualquier otra actividad que disfruten.

- **Apoyo emocional y espiritual**: recuerda que como hijo, aunque sepas que no eres culpable, puedes sentirlo. Recuerda también que, aunque te pongan las cosas menos difíciles, puedes estar igual de triste. Pide ayuda y déjate cuidar por la gente que te quiere (ojalá aquí puedan estar también tus padres).

Recuerda que como adulto estarás a mil cosas y pueden escaparse, sin que te des cuenta, actitudes, verbalizaciones o sentimientos de tus hijos. Aquí es muy importante la validación. Intenta entender qué necesita tu hijo. A veces será un abrazo, otras llorar juntos, desahogarse o incluso enfadarse. No siempre querrá hablar. Y tú tampoco. No tengas miedo a ser vulnerable delante de ellos.

MAPA MENTAL

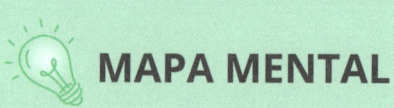

1. La separación de los padres es un evento doloroso y desestabilizador para los hijos, sin importar su edad. Los niños pequeños pueden sentirse confundidos, inseguros y culpables. Los adolescentes y adultos jóvenes pueden enfrentar crisis de identidad y sentir que deben tomar partido, lo que añade un peso emocional significativo.

2. Los padres enfrentan emociones de duelo, culpa y fracaso, especialmente al ver a sus hijos sufrir. Además, el cambio en la vida cotidiana y la adaptación a nuevas responsabilidades como padres separados puede afectar a su autoestima y estabilidad emocional.

3. La ruptura matrimonial puede representar una crisis espiritual. Pueden surgir sentimientos de culpa y dudas sobre el propósito de Dios en sus vidas. Sin embargo, encontrar consuelo en la oración, la reconciliación y el perdón es clave.

4. Mantener una comunicación abierta y honesta entre padres e hijos es esencial. Para los padres, es vital comunicarse respetuosamente entre ellos y con sus hijos, asegurándoles que no son responsables de la separación. Los hijos también deben sentirse libres de expresar sus emociones y buscar apoyo en familiares, amigos o profesionales.

5. Los padres deben priorizar su bienestar y buscar apoyo emocional y espiritual, mientras que los hijos necesitan actividades que les proporcionen alegría y un espacio seguro para procesar sus sentimientos.

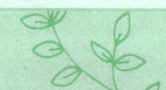

«No temas lo que
pueda suceder
mañana; el mismo
Padre amoroso
que cuida de ti hoy
lo hará mañana y
siempre».

San Francisco de Sales

CAPÍTULO 6

Redes sociales

PACIENTE: Hola, gracias por verme hoy.

PSICÓLOGA: Hola, encantada de verte. ¿Cómo has estado?

PACIENTE: Pues, sinceramente, no muy bien. Me he dado cuenta de que estoy demasiado enganchado a las redes sociales, y está afectando a mi capacidad para disfrutar del momento presente.

PSICÓLOGA: Entiendo. Las redes sociales pueden ser bastante adictivas. ¿Puedes contarme más sobre cómo te están afectando?

PACIENTE: Claro. Siento que estoy siempre pendiente del teléfono, revisando Instagram, Twitter, TikTok… Es como si no pudiera pasar ni un minuto sin ver qué está pasando. Me pierdo en los *feeds* y, antes de darme cuenta, han pasado horas.

PSICÓLOGA: Eso suena agotador. ¿Cómo te das cuenta de que esto está interfiriendo con tu vida diaria?

PACIENTE: Me doy cuenta de que no estoy realmente presente en las reuniones familiares, con amigos, ni siquiera cuando estoy solo tratando de relajarme. A veces estoy en medio de una conversación y me encuentro revisando mi móvil sin siquiera darme cuenta. Me siento desconectado de la realidad.

PSICÓLOGA: Parece que tu uso de las redes sociales está impidiendo que te conectes con los momentos importantes y con las personas que te rodean. ¿Cómo te sientes al respecto?

PACIENTE: Me siento frustrado y culpable. Quiero disfrutar más del momento presente y estar realmente con las personas que me importan, pero no sé cómo romper este hábito. Es como si siempre estuviera buscando una validación o algo interesante en mi teléfono.

PSICÓLOGA: Esa es una observación importante. Las redes sociales están diseñadas para ser adictivas, ofreciendo constantemente nuevas actualizaciones y recompensas inmediatas. ¿Has notado algún patrón específico en cuándo o por qué recurres a tu teléfono?

PACIENTE: Creo que lo uso más cuando me siento aburrido o incómodo. También cuando estoy ansioso o estresado, parece que mirar el teléfono me distrae de esos sentimientos, aunque solo sea temporalmente.

PSICÓLOGA: Eso tiene sentido. Las redes sociales pueden ser una forma de evitar emociones difíciles o situaciones incómodas. ¿Te gustaría trabajar en estrategias para reducir tu dependencia de las redes sociales y estar más presente?

PACIENTE: Sí, definitivamente. Quiero aprender a disfrutar más del presente y sentirme más conectado con la vida real.

PSICÓLOGA: Bien, podemos empezar con algunos pasos prácticos. Primero, podrías intentar establecer límites de tiempo para el uso de las redes sociales. ¿Qué te parece intentar dejar el teléfono en otra habitación durante ciertas actividades, como comidas o reuniones con amigos?

PACIENTE: Eso suena razonable. Podría empezar por ahí y ver cómo me va.

PSICÓLOGA: Excelente. Otra estrategia es practicar la atención plena o *mindfulness*. Esto implica estar plenamente presente en el momento, sin juzgar tus pensamientos o emociones. Podrías empezar con ejercicios sencillos, como prestar atención a tu respiración o a los detalles de tu entorno cuando te sientas tentado a revisar el teléfono.

PACIENTE: He oído hablar de *mindfulness*, pero nunca lo he intentado en serio. Creo que podría ayudarme.

PSICÓLOGA: Definitivamente puede ser muy útil. También podríamos explorar las razones subyacentes de tu uso excesivo del teléfono. Si estás usando las redes sociales para evitar emociones difíciles, podríamos trabajar en formas más saludables de manejar esas emociones.

PACIENTE: Me parece una buena idea. Quiero entender mejor por qué hago esto y encontrar maneras de sentirme mejor sin depender tanto de mi teléfono.

PSICÓLOGA: Me alegra oír eso. Recuerda que este es un proceso, y es normal que lleve tiempo cambiar estos hábitos, pero con pasos pequeños y consistentes puedes hacer grandes progresos. ¿Te gustaría empezar a implementar algunas de estas estrategias y discutir cómo te va en nuestra próxima sesión?

PACIENTE: Sí, me gustaría eso. Gracias por tu ayuda. Siento que estoy empezando a ver una luz al final del túnel.

PSICÓLOGA: Siempre es un placer ayudarte. Nos vemos en la próxima sesión y hablamos de cómo te ha ido con estos cambios.

PACIENTE: Perfecto, nos vemos entonces.

La Navidad es una época del año que tradicionalmente se asocia con la familia, la amistad y la celebración. Sin embargo, en la era digital, el uso de las redes sociales ha transformado la manera en que vivimos estas festividades. Las plataformas digitales, si bien ofrecen oportunidades para conectar con nuestros seres queridos, también presentan desafíos significativos, especialmente en términos de adicción y bienestar mental. En este capítulo exploraremos las razones por las que las redes sociales son tan adictivas, el impacto de su uso durante la Navidad y estrategias para disfrutar de las fiestas sin estar pegado al móvil.

CONSECUENCIAS DE SU USO

El uso excesivo del móvil puede tener varias repercusiones negativas en diversos aspectos de nuestra vida, desde la salud mental y emocional hasta las relaciones personales y el bienestar físico. Aquí se detallan algunas de las consecuencias más comunes:

❶ Aislamiento social

El tiempo dedicado al móvil reduce las oportunidades para interactuar en persona con amigos y familiares, lo que puede llevar a un sentimiento de aislamiento. La comunicación en línea no sustituye las interacciones cara a cara, y el uso excesivo del móvil puede erosionar las habilidades sociales necesarias para relaciones significativas.

❷ Impacto en la salud mental

El uso excesivo del móvil, especialmente en redes sociales, está asociado con un aumento en los niveles de ansiedad y depresión. La comparación constante con otros y la presión de mantenerse al día con el contenido pueden contribuir a estos sentimientos. La necesidad de estar siempre disponible y la sobrecarga de información pueden generar altos niveles de estrés.

❸ Problemas de autoestima

Las redes sociales fomentan la comparación con los demás, lo que puede llevar a sentimientos de insuficiencia y baja autoestima. Buscar constante aprobación a través de «me gusta» y comentarios puede afectar a la autoimagen y a la confianza en uno mismo.

❹ Deterioro de relaciones personales

El tiempo excesivo en el móvil puede disminuir la calidad del tiempo compartido con seres queridos, resultando en relaciones superficiales y desconexión emocional. Asimismo, la falta de comunicación cara a cara puede aumentar los malentendidos y conflictos, ya que los mensajes escritos carecen de tono y contexto emocional.

❺ Afectación del rendimiento académico y laboral

El uso constante del móvil puede distraer de tareas importantes, reduciendo la concentración y la productividad tanto en el ámbito académico como laboral. La facilidad de acceso a entretenimiento y redes sociales puede llevar a la procrastinación, afectando el cumplimiento de responsabilidades y metas.

❻ Problemas físicos

La exposición a la luz azul de las pantallas antes de dormir puede interferir con la producción de melatonina, afectando la calidad del sueño, y el uso prolongado del móvil puede causar fatiga visual, dolor de cuello y espalda debido a malas posturas.

❼ Desconexión del mundo real

Estar constantemente en el móvil puede llevar a perder momentos importantes y experiencias significativas en el mundo real.

La dependencia excesiva del móvil para entretenimiento y conexión puede dificultar la capacidad de disfrutar de actividades y relaciones sin tecnología. Por lo tanto, puede tener numerosas consecuencias negativas que afectan tanto la salud mental y física como las relaciones personales y el rendimiento académico o laboral. Es crucial encontrar un equilibrio entre el tiempo dedicado al móvil y las interacciones cara a cara para mantener un bienestar integral y relaciones significativas. Practicar la desconexión digital y fomentar actividades sin tecnología puede ayudar a mitigar estos efectos y mejorar la calidad de vida.

¿POR QUÉ NOS ENGANCHAN TANTO?

Las redes sociales están diseñadas para captar y mantener nuestra atención. Varias técnicas psicológicas explican por qué son tan adictivas:

❶ Refuerzo intermitente

Similar a las máquinas tragamonedas, las redes sociales ofrecen recompensas impredecibles (me gusta, comentarios, notificaciones) que nos motivan a seguir revisándolas.

❷ Validación social

La necesidad humana de ser aceptado y valorado se ve satisfecha temporalmente a través de interacciones y reacciones en línea.

❸ Comparación social

Las plataformas fomentan la comparación constante con los demás, lo cual puede alimentar un ciclo de insatisfacción y dependencia.

❹ Liberación de dopamina

Las notificaciones y el contenido novedoso activan el sistema de recompensa del cerebro, liberando dopamina y creando una sensación de placer momentánea.

LAS REDES SOCIALES COMO VÍA DE ESCAPE O PARA RELLENAR VACÍOS

Durante la Navidad, las redes sociales pueden convertirse en una vía de escape para quienes se sienten solos o insatisfechos. Las comparaciones constantes con las vidas aparentemente perfectas de otros pueden erosionar la autoestima y generar sentimientos de insuficiencia.

❶ Comparaciones negativas

Ver las celebraciones y logros de otros puede llevar a comparaciones poco realistas, afectando negativamente la percepción de uno mismo.

❷ Autoestima y validación

Buscar validación a través de «me gusta» y comentarios puede convertirse en una necesidad constante, afectando la salud mental y emocional.

❸ Escape de la realidad

Muchas personas recurren a las redes sociales para evadir problemas personales o sentimientos de soledad, lo cual puede crear un ciclo de dependencia y adicción.

Las redes sociales, si bien ofrecen oportunidades de conexión, también presentan desafíos significativos en términos de adicción y bienestar mental, especialmente durante la Navidad. Al comprender las razones detrás de su atracción y adoptar estrategias para su uso consciente, es posible disfrutar de las festividades de manera plena y significativa, centrados en el momento presente y en las relaciones reales.

Pautas para no estar todo el día con el móvil

Para vivir unas Navidades sin estar pegado al móvil, considera las siguientes pautas:

- ✓ **Establecer horarios:** define tiempos específicos para revisar tus redes sociales y procura no excederte.

- ✓ **Zonas libres de tecnología:** designa áreas o momentos sin móviles, como durante la cena de Navidad o reuniones familiares.

- ✓ **Notificaciones en silencio:** desactiva las notificaciones para reducir la tentación de revisar el móvil constantemente. Las notificaciones, en general, te recomiendo que no solo las desactives en Navidades, sino siempre.

- ✓ **Actividades interactivas:** participa en actividades que fomenten la interacción cara a cara, como juegos de mesa, caminatas o manualidades.

☑ Reflexión y meditación: practica la meditación o la reflexión diaria para centrarte y reducir la necesidad de distracciones digitales.

Aprender a estar en el momento presente

El uso saludable de las redes sociales y del móvil implica estar consciente de cuándo y cómo los utilizamos. Aprender a estar en el momento presente puede mejorar significativamente la calidad de las interacciones y experiencias durante la Navidad.

☑ *Mindfulness* digital: practica el uso consciente del móvil, prestando atención a cómo te sientes antes y después de usarlo.

☑ Interacción significativa: utiliza las redes sociales para conectarte de manera auténtica y significativa con amigos y familiares.

☑ Limitación de contenidos negativos: evita el contenido que te cause estrés o comparaciones negativas.

☑ Tiempo de calidad: dedica tiempo de calidad a actividades fuera de línea que te brinden alegría y satisfacción.

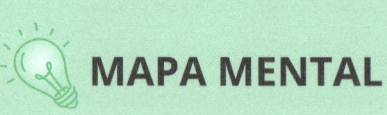 MAPA MENTAL

1. Las redes sociales son adictivas debido a mecanismos de refuerzo, validación social y liberación de dopamina.

2. El uso excesivo de redes sociales durante la Navidad puede aumentar el aislamiento, la comparación social y la insatisfacción.

3. Establecer horarios, crear zonas libres de tecnología y participar en actividades interactivas son esenciales para disfrutar de las fiestas.

4. Las redes sociales pueden servir como una vía de escape, pero también fomentar comparaciones negativas que afectan la autoestima.

5. Aprender a usar el móvil y las redes sociales de manera consciente puede mejorar la experiencia navideña, promoviendo la presencia y la interacción real.

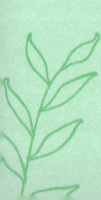

«Ama y haz

lo que quieras».

San Agustín

CAPÍTULO 7

Cómo ayudar a los niños a vivir una Navidad con sentido

PSICÓLOGA: Hola, ¿cómo te encuentras hoy? Veo que estás preocupada por algo. Cuéntame, ¿qué te tiene inquieta?

PACIENTE: Sí, estoy bastante preocupada. Mi hija parece que pasa completamente de las Navidades. No muestra interés por nada: ni las decoraciones ni las tradiciones ni siquiera la familia, solo quiere salir con sus amigos. Para mí, la Navidad siempre ha sido un momento especial, lleno de significado y unión familiar, y me duele ver que ella no comparte eso. No sé cómo hacerle entender lo que significa.

PSICÓLOGA: Entiendo que esto debe ser frustrante y doloroso. Dices que la Navidad tiene un gran significado para ti. ¿Podrías contarme un poco más sobre lo que representa esta época para ti y por qué es tan importante?

PACIENTE: Claro, para mí la Navidad siempre ha sido sinónimo de familia, de estar juntos, de compartir momentos, de recordar a los que ya no están con nosotros pero siguen presentes en nuestro corazón... Son días de esperanza, amor y generosidad. Quiero que mi hija sienta eso, que valore esos momentos en familia. Pero ella parece que lo ve todo como un trámite, algo que hay que hacer y ya.

PSICÓLOGA: Es comprensible que quieras que tu hija comparta esos valores y sentimientos. Cada familia y cada persona puede vivir las tradiciones de manera diferente, y a veces esa desconexión puede sentirse como un rechazo a lo que uno valora profundamente. ¿Has tenido la oportunidad de hablar con ella sobre cómo se siente con respecto a la Navidad?

PACIENTE: Lo he intentado, pero casi siempre termina en discusión o en respuestas cortas. Me dice que la Navidad no le importa, que es una época «consumista» y que prefiere no participar. He tratado de explicarle lo que significa para mí, pero parece que no me escucha o que le da igual.

PSICÓLOGA: Entiendo que puede ser difícil cuando sentimos que nuestras palabras no llegan a la otra persona. Quizá, en lugar de enfocarnos en cambiar su perspectiva de inmediato, podríamos explorar primero por qué se siente de esa manera. A veces, detrás de ese desinterés puede haber otras emociones, como estrés, decepción o simplemente una etapa de rebeldía o búsqueda de identidad.

PACIENTE: Sí, creo que tienes razón. A veces siento que no la entiendo y que hay una barrera entre nosotras. Me preocupa que esto afecte a nuestra relación.

PSICÓLOGA: Es natural que te preocupes, pero recuerda que este es solo un aspecto de su vida y que, como madre, lo más importante es mantener abierta la comunicación, sin presionarla. Tal vez podrías acercarte a ella desde la curiosidad, preguntándole no solo por qué no le gusta la Navidad, sino también qué le gustaría hacer durante estas fechas. A veces, encontrar puntos medios puede ayudar.

PACIENTE: Nunca lo había visto así… Me enfoco tanto en lo que quiero que ella sienta, que no le doy espacio para que ella exprese lo que realmente siente. Intentaré hablarla desde un lugar más abierto y sin expectativas.

PSICÓLOGA: Esa es una gran idea. Lo fundamental es que sienta que su voz también es importante y que sus sentimientos cuentan, incluso si no coinciden con los tuyos. A veces, los lazos más fuertes se construyen en los momentos en que simplemente escuchamos, sin juzgar. Estoy segura de que con paciencia y amor podréis entenderos.

PACIENTE: Gracias, me has dado una nueva perspectiva. Hablaré con ella sin presionarla y trataré de descubrir un punto de encuentro.

PSICÓLOGA: Me alegra escuchar eso. Recuerda que estás haciendo lo mejor que puedes como madre, y ese amor siempre se va a reflejar, incluso en las diferencias. Estoy aquí para acompañarte en este proceso.

Para los niños, la Navidad puede ser especialmente mágica y formativa. Sin embargo, en un mundo cada vez más comercializado, es crucial que ayudemos a los niños a enfocarse en el verdadero significado de la Navidad: el nacimiento de Jesús y la importancia de la familia. Este capítulo explora cómo podemos guiar a los niños en esta dirección y cómo esto impacta positivamente en su desarrollo psicológico tanto de niños como posteriormente de adultos.

> **«Navidad es la fiesta del amor divino, del amor hecho hombre, de un Dios que viene a buscar al hombre para llevarlo a casa».**
>
> *San Juan Pablo II*

LA SIGNIFICACIÓN DE LA NAVIDAD PARA LOS NIÑOS

Para las familias cristianas, la Navidad celebra el nacimiento de Jesús, un evento de gran importancia espiritual. Enseñar a los niños sobre lo que ocurrió en Belén —hablarles de los pastores, los ángeles y los Reyes Magos— puede ayudarles a entender el verdadero motivo de la celebración. Este conocimiento no solo fortalece su fe, sino que también les ofrece una perspectiva más profunda y significativa de la festividad.

Las experiencias navideñas de la infancia tienen un impacto duradero. Los niños que crecen con una comprensión trascendental del significado de la Navidad y que experimentan festividades centradas en la familia y la espiritualidad tienden a llevar estos valores y tradiciones a sus propias familias en el futuro. Esto no solo perpetúa las tradiciones familiares, sino que también ayuda a formar adultos con una sólida base moral y espiritual.

LA IMPORTANCIA DE LA FAMILIA

Estas fechas también son un momento para reunirse con la familia y celebrar juntos. Para los niños, las reuniones familiares pueden proporcionar un sentido de pertenencia y seguridad. Las tradiciones como decorar el árbol de Navidad, preparar comidas especiales o cantar villancicos crean recuerdos duraderos y fortalecen los lazos familiares. Más adelante, en su adultez, estos recuerdos podrán formar parte de una red neuronal que será la encargada de mantener y fomentar el sentimiento de pertenencia y crear una relación directa positiva con la infancia. ¿Quién no se acuerda de las Navidades que celebraba de pequeño cuando es adulto? La añoranza y la melancolía tendrán un sentido psicológicamente adaptativo en estos recuerdos de la infancia y hará del adulto un «niño grande» cargadito de oxitocina.

EL PAPEL DE LOS PADRES

Los padres juegan un papel crucial en cómo los hijos viven y perciben la Navidad. Durante estas fechas, los niños experimentan una amplia gama de emociones, desde la emoción y la anticipación hasta la ansiedad y la decepción. Las altas expectativas, influenciadas por los medios y por sus propios padres, pueden generar presión y estrés. Por ello, si los padres modelan comportamientos y actitudes positivas, influirán significativamente en la experiencia navideña de sus hijos. Ayudar a los niños a manejar sus expectativas —enfocándose en los aspectos no materiales de la Navidad—, mostrar alegría en las pequeñas cosas, expresar gratitud y participar activamente en las tradiciones familiares puede enseñarles a valorar lo verdaderamente importante.

IMPACTO PSICOLÓGICO DE LA NAVIDAD

Desarrollo espiritual y moral

Introducir a los niños en el aspecto religioso de la Navidad puede contribuir a su desarrollo espiritual y moral. Les enseña valores como la generosidad, la gratitud y el amor al prójimo. Participar en actividades como asistir a servicios religiosos o ayudar a los necesitados puede inculcarles un sentido de propósito y comunidad.

Fortalecimiento de la autoestima

Sentirse parte de una familia amorosa y unida puede fortalecer su autoestima. Las tradiciones y rituales familiares les proporcionan una sensación de estabilidad y continuidad. Saber que son valorados y amados por su familia les ayuda a desarrollar una autoimagen positiva y segura.

Reducción del estrés y la ansiedad

Enfocar la Navidad en la familia y la espiritualidad puede ayudar a reducir el estrés y la ansiedad que a menudo acompañan a las festividades. Los niños pueden sentirse abrumados por las expectativas materiales y las comparaciones con sus compañeros. Centrarse en lo espiritual y en el tiempo de calidad con la familia puede aliviar estas presiones y fomentar un ambiente más tranquilo y feliz. Seremos unos claros vencedores si nuestros hijos desean que llegue la Navidad para juntarse con su familia y no solo por los regalos de Reyes.

ESTRATEGIAS PARA CENTRAR LA NAVIDAD EN DIOS Y LA FAMILIA

Las tradiciones familiares son una excelente manera de centrar la Navidad en la familia: decorar el árbol juntos, hacer galletas navideñas, asistir a misa y cantar villancicos… Estas actividades no solo crean recuerdos duraderos, sino que también refuerzan el sentido de unidad y pertenencia. Es importante que acompañemos a los más pequeños en estas tradiciones en su infancia y también en su adolescencia.

Es normal que, cuando crezcan, pueda empezar a despertarse algún que otro rechazo o desapego, y es por esto mismo por lo que no debemos dejar que sigan sus apetencias temporales.

☑ Fomentar la generosidad y la gratitud

Enseñar a los niños a ser generosos y agradecidos es fundamental. Involucrarlos en actividades caritativas, como donar juguetes o ayudar en comedores comunitarios, puede inculcar en ellos un sentido de responsabilidad social y compasión por los demás. Además, animar a los niños a expresar su gratitud, tanto en oraciones como en cartas de agradecimiento, les ayuda a reconocer y apreciar las bendiciones en sus vidas.

Os invito a que, para fomentar y practicar esta gratitud, escribáis con los pequeños de la casa una carta a los Reyes Magos agradeciéndoles los regalos. Os aconsejo que dejéis que ellos mismos vayan descubriendo cómo es su manera de dar las gracias y que busquen las palabras que están en su corazón. Por ende, no les ayudéis ni les deis un guion.

Escribid vosotros como adultos también esa carta a los Reyes de Magos. No hay mayor ejemplo que la conducta y vosotros también recibiréis el regalo de la gratitud volviendo a ser como niños.

✅ Limitar el consumismo

En una sociedad donde el consumismo es rampante, es importante limitar el enfoque en los regalos materiales. Esto no significa eliminar los regalos por completo, sino más bien asegurarse de que no se conviertan en el centro de la celebración. Fomentar que los niños hagan regalos hechos a mano o que den su tiempo y esfuerzo en lugar de regalos costosos puede ser una manera significativa de enseñarles el verdadero espíritu de la Navidad.

Ayudar a los niños a vivir la Navidad centrada en Dios y la familia es esencial para su desarrollo espiritual, emocional y psicológico. Al enseñarles el verdadero significado de la Navidad, crear y mantener tradiciones familiares, fomentar la generosidad y la gratitud y limitar el consumismo, podemos proporcionarles una experiencia navideña rica y significativa.

Esta orientación no solo beneficia a los niños durante la temporada festiva, sino que también les proporciona herramientas y valores que perdurarán a lo largo de sus vidas. Podrán desarrollar una mayor autoestima, reducir el estrés y la ansiedad, y formar conexiones profundas y duraderas con sus seres queridos. En última instancia, estas prácticas ayudarán a los niños a experimentar una Navidad llena de amor, paz y verdadera alegría.

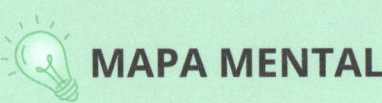

MAPA MENTAL

1. La Navidad es una época mágica y formativa para los niños. Enseñarles sobre el nacimiento de Jesús y la importancia de la familia les ofrece una comprensión más profunda de la festividad, fortaleciendo su fe y los lazos familiares.

2. Una Navidad centrada en lo espiritual y familiar ayuda al desarrollo espiritual y moral de los niños, fortalece su autoestima y reduce el estrés y la ansiedad al enfocarse en valores y conexiones humanas, en lugar de lo material.

3. Te recomiendo fomentar las tradiciones familiares, como decorar el árbol o asistir a misa, enseñar generosidad y gratitud a través de actividades caritativas y limitar el consumismo, priorizando el tiempo de calidad y los regalos simbólicos o hechos a mano.

4. Los padres juegan un rol crucial modelando comportamientos positivos, participando en las tradiciones y mostrando gratitud. Su ejemplo ayuda a los niños a valorar lo importante y a manejar mejor las expectativas y emociones propias de la Navidad. Que tus hijos vean la Navidad a través de tus palabras y acciones.

5. Cuando los niños son capaces de desarrollar esta conexión con la fe y la familia se crea un impacto duradero en el tiempo que influye en su desarrollo emocional y moral, y en cómo vivirán y transmitirán estos valores en su adultez y en sus propias familias futuras.

«Cada Navidad es una nueva invitación para que Cristo nazca en nuestros corazones y nos llene de su amor, paz y alegría».

San Josemaría Escrivá

CAPÍTULO 8

Cómo vivir la soltería en Navidad con paz y plenitud

PSICÓLOGA: Hola, ¿cómo te sientes hoy? Sé que estas fechas pueden ser especialmente complicadas para ti.

PACIENTE: La verdad, me siento muy triste. No dejo de pensar en lo sola que estoy, sobre todo ahora que es Navidad. Todo el mundo parece estar feliz con sus novios, maridos… y yo… sigo sola. No encuentro al amor de mi vida y siento que ya nunca lo haré. A veces siento que Dios no quiere para mí lo mismo que yo creo necesitar.

PSICÓLOGA: Entiendo cómo te sientes. Es normal que, en estas fechas, esas emociones se intensifiquen. La Navidad suele traer consigo muchas expectativas sobre cómo deberíamos estar viviendo nuestra vida, especialmente en lo que respecta al amor y la compañía. ¿Qué es lo que más te duele de todo esto?

PACIENTE: Me duele sentir que no avanzo, que algo está mal conmigo. Veo a mis amigos con sus parejas, mis primos ya tienen familia, y yo estoy aquí, viendo la Navidad pasar, sin nadie con quien compartirla. Me siento vacía, como si algo faltara y, por más que lo intento, no consigo llenar ese hueco. Y me hace sentirme culpable, porque tengo una familia maravillosa.

PSICÓLOGA: Quiero que sepas que lo que estás sintiendo es muy válido. La comparación con los demás y la presión social pueden hacer que esa sensación de vacío se vuelva mucho más intensa. Sin embargo, esto no significa que algo esté mal contigo. ¿Podrías describirme cómo es esa sensación de vacío?

PACIENTE: Es como si estuviera atrapada en un círculo. Siento una mezcla de desesperanza y tristeza, como si nunca fuera a encontrar a alguien. Me esfuerzo, salgo, conozco gente, pero no logro conectar de la manera en la que espero. Y luego llega la Navidad y todo se hace más difícil… porque parece que soy la única que está sola.

PSICÓLOGA: Esa sensación de estar atrapada en un ciclo es algo muy común cuando ponemos toda nuestra felicidad en un solo aspecto de la vida, como es encontrar una pareja. Pero quiero que reflexionemos sobre esto: ¿es realmente cierto que necesitas estar en una relación para sentirte completa y feliz?

PACIENTE: (Se queda en silencio un momento) Sé que no debería sentirme así… que hay muchas cosas buenas en mi vida, pero me siento incompleta. Siento que, si no encuentro a alguien, no voy a ser feliz de verdad.

PSICÓLOGA: Es normal sentir que una relación podría llenar ese espacio, pero también es importante que encontremos maneras de llenar ese vacío desde dentro, sin depender de alguien más. No porque una pareja no pueda traer felicidad, sino porque es esencial que primero te sientas completa contigo misma. ¿Has pensado en lo que realmente te hace feliz, más allá de una relación?

PACIENTE: Pues… sí, me gusta mucho leer, hacer yoga, estar con mis amigas… pero todo eso me sigue pareciendo poco comparado con lo que siento que me falta.

PSICÓLOGA: Es natural que te sientas así ahora, pero quiero invitarte a cambiar la perspectiva. La Navidad y el amor no se limitan solo al noviazgo y al matrimonio. Están en los pequeños momentos, en las conexiones que ya tienes y en la relación contigo misma. ¿Cómo te sentirías si comenzaras a enfocarte en esas áreas y a celebrar todo lo que ya has construido, en lugar de lo que aún no ha llegado?

PACIENTE: Supongo que me sentiría menos sola, pero no sé cómo dejar de pensar en lo que me falta.

PSICÓLOGA: Entiendo, y por eso vamos a trabajar juntas en algunos ejercicios que pueden ayudarte. Primero, vamos a intentar reemplazar esos pensamientos de carencia con pensamientos de gratitud. ¿Qué tal si cada día encuentras algo por lo que puedas estar agradecida, incluso si es pequeño? Esto no va a borrar la tristeza de inmediato, pero va a ayudarte a cambiar el foco de tu mente.

PACIENTE: Está bien… lo intentaré. Sé que necesito cambiar algo en mi forma de pensar, porque no quiero seguir sintiéndome así.

PSICÓLOGA: Exactamente. También quiero sugerirte que uses estas fiestas para reconectar contigo misma. Puede ser un buen momento para mimarte, hacer cosas que disfrutes y que quizá hayas postergado. ¿Qué actividad podrías hacer esta Navidad que te haría sentir bien, sin pensar en nadie más?

PACIENTE: Me gusta mucho cocinar... podría intentar preparar algo especial solo para mí, como un regalo personal. Nunca lo había pensado así.

PSICÓLOGA: ¡Eso suena genial! Cocinar puede ser una forma maravillosa de cuidarte y darte cariño. Y recuerda, estar soltera no define tu valor. Esta etapa puede ser una oportunidad para conocerte mejor, para sanar y prepararte para lo que venga, pero sobre todo para cuidar tu corazón y entregarle a Dios todas tus preocupaciones. El amor puede llegar en cualquier momento, pero lo más importante es que te sientas bien contigo misma mientras tanto.

PACIENTE: Gracias, me hace bien hablarlo. Siento que, poco a poco, podría aprender a vivir esta etapa de otra manera.

PSICÓLOGA: Claro que sí. Y recuerda, esto es un proceso. Vamos a ir paso a paso, y no tienes que tener todas las respuestas hoy. Lo importante es que sigas cuidándote y aprendiendo a valorar todo lo que ya eres. Estoy aquí para acompañarte en ese camino. Confía en Dios; sus tiempos siempre son perfectos.

PACIENTE: Gracias. Voy a intentar ser más amable conmigo misma esta Navidad y voy a confiar en sus planes. Al final, Él sabe más.

La Navidad suele ser vista como una época de alegría, reuniones familiares y momentos especiales compartidos con seres queridos. Sin embargo, para algunas personas, esta festividad puede despertar sentimientos de soledad, tristeza y ansiedad. Esta espera, especialmente durante la Navidad, no solo es un estado civil, sino también una experiencia emocional y social que muchas veces se vive con sufrimiento.

¿POR QUÉ SUFRIMOS TANTO EN LA SOLTERÍA DURANTE LA NAVIDAD?

Veamos por qué sucede esto y cómo se puede manejar desde el ámbito psicológico.

❶ Presión social y expectativas culturales

La sociedad ha establecido una narrativa donde la Navidad es sinónimo de compartir en pareja o en familia. Los medios de comunicación, las redes sociales y la cultura popular nos muestran imágenes de cenas familiares, parejas felices intercambiando regalos y momentos llenos de amor y compañía. Esta representación idealizada puede llevar a las personas que no tienen pareja a sentir que están «incompletas» o que sus vidas carecen de algo esencial, generando una presión interna por no cumplir con esas expectativas sociales.

❷ Comparación con otros

Las redes sociales amplifican la tendencia natural a compararnos con los demás. Ver a amigos, familiares y conocidos compartiendo sus momentos navideños felices puede intensificar los sentimientos de insuficiencia o soledad. La comparación constante con los que tienen pareja o una familia nuclear puede hacernos sentir que nuestra vida no es tan «plena» o «exitosa».

❸ Recordatorios de relaciones pasadas

Para quienes han experimentado rupturas o han perdido a un ser querido, la Navidad puede convertirse en un recordatorio doloroso de lo que ya no está. Las canciones, las decoraciones y las tradiciones navideñas pueden evocar memorias de momentos compartidos con personas que ya no forman parte de nuestras vidas, intensificando el duelo y la melancolía.

❹ La soledad interior

Más allá de la falta de un amor de pareja, la Navidad puede resaltar la soledad interna, esa sensación de desconexión con uno mismo. Esto sucede porque, en la vorágine de la vida cotidiana, no siempre nos damos el tiempo para reflexionar sobre nuestros sentimientos, y la Navidad, con su carga emocional, puede poner en evidencia nuestras inseguridades y miedos, olvidando nuevamente su verdadero significado: el nacimiento de Jesucristo.

ENFOCAR LA SOLTERÍA DESDE EL ÁMBITO PSICOLÓGICO

Es crucial entender que la soltería no es sinónimo de soledad emocional. Es posible encontrar satisfacción y paz en la soltería si se aborda desde una perspectiva psicológica saludable.

❶ Aceptar los sentimientos sin juzgar

Reconocer y aceptar tus emociones es el primer paso para gestionarlas. Sentirse solo o triste durante la Navidad no te hace débil o «menos que otros». Permítete sentir sin juzgar tus emociones; todos los sentimientos son válidos.

❷ Practicar la gratitud consciente

La gratitud tiene un poderoso efecto en el bienestar emocional. En lugar de enfocarte en lo que falta, concéntrate en lo que tienes. Puedes agradecer por tu salud, tus amigos, tu independencia, o incluso por los retos que te han permitido crecer. Un pequeño cambio de enfoque puede transformar tu estado emocional por completo.

¿Y DESDE DIOS?

Para aquellos que tienen una vida espiritual o religiosa, la fe puede ser un refugio en momentos de soledad. Enfocar la soltería desde la espiritualidad implica entender que nuestro estado actual es parte de un plan más grande y confiar en que hay un propósito divino detrás de cada etapa de la vida, incluyendo la soltería.

❶ Aceptar que todo tiene un propósito divino

En la fe cristiana, nos enseñan que nada sucede por casualidad y que cada etapa de la vida tiene un propósito. La soltería puede ser un tiempo designado por Dios para que te enfoques en tu crecimiento personal y espiritual, para que sanes heridas del pasado y te prepares para lo que está por venir.

❷ Fortalecer tu relación con Dios

La Navidad puede ser un tiempo perfecto para reconectar con tu fe. Dedica tiempo a la oración, a leer el Evangelio, ir más a misa, o cualquier práctica espiritual que te acerque a Dios. Recuerda que la Navidad celebra el nacimiento de Jesús, un tiempo de renovación y esperanza.

❸ Confiar en Sus tiempos, no en los tuyos

A menudo, queremos que las cosas sucedan de acuerdo con nuestros deseos y plazos, pero confiar en Dios implica ceder el control y aceptar que Sus tiempos son perfectos. Puede que ahora no entiendas por qué estás soltero, pero confía en que hay un propósito mayor y que el momento adecuado llegará.

❹ Buscar paz en la oración y reflexión

La oración puede ser un refugio poderoso. No solo se trata de pedir, sino también de agradecer y entregar tus preocupaciones a Dios. Una oración sencilla, como «Señor, confío en Ti y en Tus tiempos. Guíame y dame paz», puede traer un gran consuelo.

EJERCICIO ESPIRITUAL

☑ **Oración de entrega y confianza:** reserva unos minutos cada día para una oración de entrega. Hazla tuya, personalizada. Por ejemplo: «Dios, sé que me conoces y sabes lo que es mejor para mí. Hoy elijo confiar en Ti, acepto mi soltería como parte de tu plan y pido que me des paz y sabiduría para vivir este tiempo con gratitud y alegría».

☑ **Lectura de pasajes bíblicos:** busca versículos que hablen de la paciencia, la confianza y la paz en Dios, como «sabemos que Dios dispone todas las cosas para el bien de quienes lo aman» (*Rm* 8, 28) o «no temas, porque yo estoy contigo; no desmayes, porque yo soy tu Dios» (*Is* 41, 10). Lee estos pasajes cuando sientas ansiedad o desánimo.

☑ **Diario espiritual de diálogo con Dios:** mantén un diario donde escribas tus pensamientos, miedos y agradecimientos. Dirige estas palabras a Dios, como si estuvieras conversando con un amigo cercano (en verdad, así es). Esto te permitirá procesar tus emociones y te recordará que no estás solo.

☑ **Meditación y silencio interior:** encuentra un espacio tranquilo y dedica unos minutos al día a estar en silencio, respirando profundamente y enfocándote en la presencia de Dios en tu vida. Esta práctica te ayudará a conectar con la paz interior y a escuchar lo que Dios quiere decirte en esta etapa.

«Nos hiciste, Señor, para ti, y nuestro corazón está inquieto hasta que descanse en ti».

San Agustín de Hipona

CÓMO GESTIONARLO EN FECHAS SIGNIFICATIVAS

Diario de gratitud navideño

Compra un cuaderno especial para estas fechas y cada día escribe tres cosas por las que te sientes agradecido. No tienen que ser cosas grandes; incluso pequeños detalles, como el aroma del café por la mañana o una llamada de un amigo, cuentan. Este ejercicio te ayudará a enfocar tu mente en lo positivo.

Reestructuración cognitiva de pensamientos negativos

Cada vez que te invada un pensamiento negativo, como «estoy solo y todos tienen a alguien», escribe ese pensamiento en una hoja y debajo replantea la idea desde un ángulo más realista y positivo. Por ejemplo, «estoy solo» puede cambiarse por «estoy disfrutando de mi tiempo para conocerme mejor y crecer como persona».

Visualización de una Navidad plena y en paz

Siéntate en un lugar tranquilo y cierra los ojos. Visualiza cómo sería una Navidad ideal para ti, independientemente de si estás soltero o no. Imagínate rodeado de cosas y personas que te hacen sentir bien, realizando actividades que disfrutas. Esta visualización no solo te ayudará a conectar con lo que realmente deseas, sino que también te permitirá generar emociones positivas. Eso sí, no vale usar este ejercicio para fustigarse. La visualización es muy buena herramienta cuando el objetivo es devolvernos la esperanza; si sientes que te va a hacer daño, no la hagas: no pasa nada.

Háblate en positivo y reduce la ansiedad de la soltería

La manera en que nos hablamos a nosotros mismos influye enormemente en cómo nos sentimos. Si constantemente te repites que estar soltero es algo malo, esos pensamientos se convertirán en tu realidad emocional. En cambio, si cambias la narrativa interna y te hablas de manera positiva, podrás reducir la ansiedad, el miedo, la tristeza y la desesperanza.

✅ **Identificación de pensamientos negativos:** toma un papel y anota todos los pensamientos negativos que tienes acerca de tu soltería. Por ejemplo: «Soy un fracaso por no tener pareja», «nunca encontraré a alguien» o «todo el mundo tiene a alguien menos yo».

☑️ **Transformación de pensamientos negativos en afirmaciones positivas:** revisa cada pensamiento negativo y cambia su perspectiva. Por ejemplo:

- Negativo: «Soy un fracaso por no tener pareja».

- Positivo: «Mi valor no depende de esto, estoy trabajando en mí y en mi felicidad personal».

- Negativo: «Nunca encontraré a alguien».

- Positivo: «Estoy en el camino correcto para encontrar a la persona adecuada en el tiempo perfecto».

☑️ **Repite tus afirmaciones a diario:** la repetición es clave para cambiar la forma en que piensas. Cada mañana y cada noche, repite tus afirmaciones. Mírate al espejo mientras lo haces y trata de sentir la verdad de esas palabras.

☑️ **Visualiza tu mejor versión en Navidad:** cierra los ojos e imagina cómo te gustaría sentirte y vivir la Navidad. No importa si estás solo o con compañía; lo importante es visualizarte en paz, satisfecho y agradecido. Imagina los detalles: qué haces, cómo te vistes, quién está contigo y, sobre todo, cómo te sientes.

☑️ **Ejercicio de respiración y relajación:** combina las afirmaciones con ejercicios de respiración. Inhala profundamente por la nariz mientras repites tu afirmación en tu mente, sostén el aire unos segundos, y luego exhala despacio, liberando cualquier tensión o ansiedad que sientas. Hazlo durante unos minutos cada día para calmar tu mente y tu cuerpo.

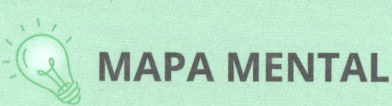

MAPA MENTAL

1. La presión social, las comparaciones y los recordatorios de relaciones pasadas hacen que la soltería pueda ser más tortuosa durante la Navidad.

2. Aceptar los sentimientos, practicar la gratitud y cambiar la perspectiva ayudan a manejar la soledad y encontrar el sentido en la soltería. Los ejercicios de gratitud y reestructuración cognitiva son útiles para transformar pensamientos negativos.

3. La fe debe ser tu pilar fundamental sobre todo en los momentos de soledad. Confiar en que los tiempos de Dios son perfectos y fortalecer la relación espiritual a través de la oración y la reflexión puede traer consuelo y esperanza durante la Navidad.

4. Cambiar la narrativa interna, repetir afirmaciones positivas y visualizar una versión plena de ti mismo en Navidad son herramientas efectivas para reducir la ansiedad y aumentar la autoaceptación.

5. Abordar la soltería desde lo psicológico y lo espiritual fortalecerá tu relación contigo mismo, creando una base sólida de autoconfianza y bienestar emocional que perdurará más allá de estas fechas.

«Nada te turbe,
nada te espante,
todo se pasa,
Dios no se muda.
La paciencia
todo lo alcanza;
quien a Dios tiene,
nada le falta:
solo Dios basta».

Santa Teresa de Ávila

CAPÍTULO 9

Hipocondría y autoboicot

PACIENTE: La Navidad debería ser una época feliz, pero para mí es todo lo contrario. Me agobio muchísimo con la idea de enfermar y me vuelvo hipocondríaco. Es como si, en lugar de disfrutar, mi mente me boicotea y solo pienso en lo peor.

PSICÓLOGA: Entiendo lo difícil que debe ser para ti vivir las fiestas así. ¿Puedes contarme un poco más sobre esos pensamientos? ¿Qué es lo que suele pasarte por la cabeza?

PACIENTE: Todo empieza con una pequeña sensación, como un dolor de garganta o un poco de fatiga, y de inmediato pienso en lo peor. Mi mente se va a las enfermedades más graves, y no importa lo que haga, no puedo evitar imaginarme enfermo y hospitalizado. Me siento culpable por no disfrutar de la Navidad, y eso solo empeora las cosas.

PSICÓLOGA: Parece que tus pensamientos catastróficos están tomando el control y afectando tu capacidad de disfrutar del momento. Es común que la ansiedad se manifieste de esta manera, especialmente en épocas donde hay una expectativa de estar bien y feliz. ¿Te das cuenta de algún patrón o momento específico en el que estos pensamientos son más intensos?

PACIENTE: Suele pasar cuando hay reuniones familiares o cuando veo a otros disfrutando. Siento que debería estar feliz, pero me consume el miedo a que algo malo me pase, y empiezo a anticipar lo peor. Me imagino situaciones en las que enfermo gravemente, y todo se vuelve una espiral.

Psicóloga: Esos pensamientos automáticos que estás describiendo son típicos de la ansiedad y el miedo al peor escenario. A menudo, estos pensamientos son irracionales y exageran los riesgos reales. ¿Qué sueles hacer cuando te sientes así?

Paciente: Trato de distraerme, pero es difícil. A veces busco síntomas en internet, y eso solo me hace sentir peor. También me aparto de los demás y prefiero no salir o no involucrarme en las celebraciones. Todo esto me hace sentir más solo y peor conmigo mismo.

Psicóloga: Buscar síntomas en internet puede alimentar aún más la ansiedad, y evitar situaciones solo refuerza esos miedos. Pero estás aquí y estás reconociendo el problema, lo cual es un gran paso. Me gustaría trabajar contigo en identificar esos pensamientos automáticos y desafiarlos, para que podamos reducir su impacto.

Paciente: Me gustaría poder disfrutar las reuniones familiares sin que mi mente se vuelva contra mí, pero a veces siento que no tengo control.

Psicóloga: Vamos a ir poco a poco. Una estrategia que podemos usar es desafiar esos pensamientos catastróficos cada vez que aparezcan. Preguntarnos: «¿qué evidencia tengo de que esto realmente va a pasar?» o «¿qué otras explicaciones más benignas podría haber para lo que siento?». También podemos trabajar en técnicas de respiración y mindfulness para centrarte en el presente y no en las preocupaciones futuras.

PACIENTE: Suena bien, pero no sé si podré lograrlo.

PSICÓLOGA: Lo entiendo, es normal sentirte así. No se trata de eliminar todos los pensamientos negativos de golpe, sino de aprender a no dejar que dominen tu vida. Estamos aquí para trabajar juntos en eso y, con el tiempo, puedes aprender a disfrutar de las Navidades sin que esos miedos te controlen.

La Navidad es una época que muchos asocian con felicidad, familia y celebraciones, pero para algunas personas, estas fechas traen consigo un sentimiento de ansiedad, agobio y miedo. Lo que debería ser un tiempo de alegría se convierte en una fuente de estrés constante, alimentado por pensamientos catastróficos y una sensación de falta de control. Es una experiencia que puede hacer que quienes la viven se sientan incomprendidos y solos, preguntándose por qué no pueden disfrutar como los demás.

LA EXPECTATIVA DE FELICIDAD Y LA REALIDAD DEL MIEDO

Una de las principales razones por las que la ansiedad florece en Navidad es la alta expectativa de felicidad que rodea estas fechas. Las luces, los regalos, las reuniones familiares y los mensajes en las redes sociales muestran una imagen de perfección que puede ser difícil de alcanzar. Para alguien que lucha con la ansiedad, esta presión por sentirse bien y disfrutar cada momento puede ser abrumadora. La mente empieza a cuestionar: «¿por qué no me siento feliz?», «¿qué pasa conmigo?».

En el fondo, existe una creencia irracional pero poderosa: si no estás disfrutando como los demás, algo está mal contigo. Este pensamiento es el primer ladrillo en el muro de la ansiedad navideña.

EL MIEDO A LO DESCONOCIDO Y LA HIPOCONDRÍA

La hipocondría no es solo miedo a la enfermedad; es la mente buscando certeza en un mundo que a veces se siente incierto. Es como si la ansiedad tomara la forma de un espejo distorsionado, reflejando un cuerpo que no siempre reconocemos, lleno de signos y síntomas que parecen escapar a nuestro control. Pero aquí está la verdad: no estás en guerra con tu cuerpo, sino en un diálogo con tu mente.

La hipocondría surge de un lugar profundo, donde la necesidad de seguridad y control choca con la naturaleza impredecible de la vida. Y aunque a veces esta conversación interna pueda parecer abrumadora, también es una oportunidad para crecer, para entenderte mejor. Es importante recordar que cada pensamiento intrusivo, cada sensación que genera ansiedad, es una invitación para practicar la autocompasión.

En lugar de luchar contra estos pensamientos, ¿qué pasaría si los recibieras con curiosidad, como mensajes de una mente que intenta protegerte, aunque a veces se equivoque en la forma?

El camino hacia la paz interior comienza cuando reconocemos que nuestros pensamientos no son hechos, sino interpretaciones. Y en esa brecha, entre lo que sentimos y lo que realmente es, hay un espacio para la calma. Un espacio para respirar, para observar, para aprender a confiar en que no todo dolor significa peligro, no todo síntoma significa enfermedad.

Para quienes tienden a la hipocondría, la Navidad puede amplificar estos miedos. La preocupación constante por la salud, combinada con el temor de enfermar en un momento tan especial, crea un terreno fértil para los pensamientos catastróficos. Un pequeño dolor de cabeza se convierte en el presagio de una enfermedad grave, y un resfriado parece un peligro inminente.

¿Por qué ocurre esto? La ansiedad tiene la capacidad de hacernos hipervigilantes a cualquier cambio en nuestro cuerpo. Es como si nuestra mente tuviera una lupa gigante que magnifica cada síntoma, transformando lo insignificante en algo aterrador. En lugar de aceptar el malestar como algo pasajero, la mente empieza a crear escenarios dramáticos que, aunque improbables, se sienten reales y urgentes.

EL AUTOBOICOT Y LA PROFECÍA AUTOCUMPLIDA

Otra parte del problema es el autoboicot, una trampa mental en la que caemos sin darnos cuenta. El miedo y la ansiedad se alimentan de sí mismos: cuanto más temes, más te aíslas, y cuanto más te aíslas, más fuerte se hace la ansiedad. Es un ciclo que se perpetúa. La mente se convence de que algo malo va a pasar, y cualquier pequeña señal parece confirmarlo.

Esto se conoce como la profecía autocumplida. Si piensas que la Navidad va a ser un desastre, inconscientemente empiezas a comportarte de maneras que confirman ese pensamiento. Evitas actividades, te apartas de la gente que te importa y te refugias en tus miedos. De este modo, lo que más temes se convierte en tu realidad.

EL MECANISMO DEL PENSAMIENTO CATASTRÓFICO

Los pensamientos catastróficos son un patrón común en la ansiedad. Son esos momentos en los que la mente se va al peor escenario posible, incluso cuando las probabilidades son mínimas. Un simple dolor se convierte en una enfermedad terminal; una tos, en un problema respiratorio grave. Estos pensamientos no surgen de la nada; son el resultado de años de preocupación, estrés acumulado y, a menudo, experiencias pasadas en las que sentimos que el control se nos escapaba.

Durante la Navidad, estos pensamientos se intensifican porque se mezclan con el deseo de que todo salga bien. Es como si la mente, en su afán por protegernos de cualquier peligro, sobrecargara sus alarmas. Es un mecanismo evolutivo que, aunque tuvo sentido en tiempos remotos para protegernos de peligros reales, ahora nos lleva a ver problemas donde no los hay.

Reconocer estos patrones no es una solución mágica, pero es el primer paso hacia la recuperación. Entender que no eres el único que se siente así puede ser un alivio. La ansiedad y los pensamientos catastróficos no te definen, y tampoco tienen que arruinar tus Navidades.

Hay maneras de desafiar estos pensamientos, de suavizar la voz crítica interna y de empezar a disfrutar de las pequeñas cosas sin la constante presión de la perfección. La clave está en aprender a aceptar la imperfección, tanto en uno mismo como en el mundo que nos rodea. La Navidad no tiene que ser perfecta para ser significativa. No es necesario sentirse siempre feliz; a veces, simplemente estar presente es suficiente.

EL PAPEL DE LA FE

La Navidad es un tiempo de gozo y esperanza, donde celebramos el nacimiento de Jesús, el Hijo de Dios que vino al mundo para traernos luz en medio de la oscuridad. Sin embargo, para muchos, la ansiedad, la hipocondría y los pensamientos catastróficos pueden empañar esta época tan especial. Es importante recordar que, en medio de nuestros miedos y preocupaciones, Dios está presente, ofreciendo su amor, su paz y su consuelo.

«No temas, porque yo estoy contigo».

(Is 41, 10)

La ansiedad muchas veces nos hace sentir solos y desamparados, como si estuviéramos cargando el peso del mundo sobre nuestros hombros. Sin embargo, en la Biblia, Dios nos dice repetidamente: «No temas, porque yo estoy contigo». Este es un recordatorio constante de que no enfrentamos nuestros miedos en soledad. Dios está a nuestro lado, acompañándonos y sosteniéndonos, incluso en los momentos más oscuros.

Cuando la ansiedad te abrume, dedica un momento para recordarte que Dios está contigo. Haz una breve oración, pidiendo su paz y su presencia en tu vida. A través de la oración puedes transformar esos pensamientos catastróficos en una oportunidad para acercarte a Dios, buscando en Él el consuelo que necesitas.

Aceptación y entrega a la voluntad de Dios

Una de las herramientas más poderosas para combatir la ansiedad es la entrega a la voluntad de Dios. Esto no significa resignarse pasivamente, sino confiar en que Dios tiene un plan para nosotros, incluso cuando no lo entendemos completamente. La aceptación no es rendirse al miedo, sino entregárselo a Dios, reconociendo que no estamos al mando, pero Él sí lo está.

Puedes practicar esto mediante una oración de entrega: «Señor, te entrego mis miedos y preocupaciones. Ayúdame a confiar en tu plan y a aceptar lo que venga con serenidad y paz». Este acto de fe puede aliviar la carga que sientes y recordar que, aunque no puedes controlar todo, estás en manos de un Dios amoroso y que por nada del mundo quiere tu sufrimiento.

El silencio interior: encuentro con Dios en la respiración y la oración

Los ejercicios de respiración profunda y algunas meditaciones no son solo técnicas psicológicas; también pueden ser un encuentro con tu espiritualidad. Al enfocarte en tu respiración, puedes meditar en la calma que Él nos da. Cada inhalación puede ser una invitación a esta calma, y cada exhalación, una entrega de tus miedos.

La gratitud como acto de fe

La práctica de escribir pequeñas cosas positivas cada día no solo te ayuda a cambiar tu enfoque, sino que también es un acto de agradecimiento a Dios. San Pablo nos enseña: «Dad gracias en toda ocasión: esta es la voluntad de Dios en Cristo Jesús respecto de vosotros» (*1 Ts* 5, 18). La gratitud es una forma poderosa de conectar con Dios, reconociendo Su mano en los momentos pequeños y grandes de la vida.

Puedes empezar y terminar tu día agradeciendo a Dios por tres cosas, por pequeñas que sean. Esta práctica no solo te ayuda a ver lo bueno que te rodea, sino que también te recuerda que cada bendición, por pequeña que parezca, es un regalo de Dios.

Buscar la paz en el sacrificio de Cristo

El autoboicot y la autocrítica pueden hacernos sentir que no merecemos ser felices, pero la Navidad nos recuerda que Jesús vino precisamente para liberarnos de esas cargas. Él nació en un humilde pesebre y murió en la cruz para mostrarnos que nuestro valor no se mide por nuestros logros, miedos o perfección, sino por su amor infinito hacia nosotros.

Cada vez que te sientas atrapado en la espiral de la autocrítica, recurre al sacramento de la reconciliación. Confesar tus miedos y angustias no solo limpia tu alma, sino que te permite experimentar el perdón y el amor de Dios de manera tangible. Este sacramento es un recordatorio de que no hay nada tan grande que el amor de Dios no pueda sanar.

Vivir el aquí y ahora en la presencia de Dios

Dios nos llama a vivir en el presente, a confiar en Él y no preocuparnos excesivamente por el mañana. Jesús mismo nos dice: «Por tanto, no os agobiéis por el mañana, porque el mañana traerá su propio agobio» (*Mt* 6, 34).

En lugar de anticipar lo peor, busca conectar con tu espiritualidad para encontrar la tranquilidad. Disfruta de una sonrisa, de una conversación, de una oración. Recuerda que la Navidad celebra que Dios vino a estar con nosotros, no en un futuro perfecto, sino aquí y ahora, en medio de nuestras imperfecciones y temores.

Permítete vivir la Navidad con la fe de que, aunque las tormentas internas puedan ser fuertes, Dios está contigo. Él es tu refugio, tu consuelo y tu paz. Y al final, esa es la verdadera alegría de la Navidad: saber que somos amados por un Dios que no nos abandona, incluso en nuestros momentos más difíciles.

CÓMO GESTIONARLO EN FECHAS SIGNIFICATIVAS

✔ Identificación y desafío de pensamientos catastróficos

Cuando notes un pensamiento catastrófico, escribe lo que estás pensando. Pregúntate a ti mismo: «¿Qué evidencia tengo de que esto va a suceder? ¿Hay otra manera de interpretar esta situación?». Escribe una versión más realista y balanceada de ese pensamiento.

Este ejercicio ayuda a reducir la intensidad de los pensamientos irracionales al enfrentarlos con la lógica y la evidencia, disminuyendo su poder sobre tus emociones.

☑ Respiración profunda y conciencia del presente

Dedica unos minutos al día a ejercicios de respiración profunda. Inhala contando hasta cuatro, mantén el aire durante cuatro segundos y exhala contando hasta seis. Mientras respiras, presta atención a cómo se siente tu cuerpo, los sonidos a tu alrededor y cualquier sensación presente.

La respiración profunda activa el sistema nervioso parasimpático, que contrarresta la respuesta de estrés. Te ayudará a centrarte en el presente en lugar de anticipar problemas futuros.

☑ Lista de pequeñas cosas positivas

Mantén una lista diaria de pequeñas cosas positivas o momentos agradables, incluso si son muy simples, como disfrutar de una bebida caliente o escuchar una canción que te guste. A mí me gusta llamarlo «La habitación de los recuerdos felices».

Este ejercicio cambia tu enfoque de lo negativo a lo positivo, entrenando tu mente para reconocer y valorar los momentos buenos, por pequeños que sean.

✅ Reducción de la hipervigilancia

Cuando sientas una sensación corporal que te preocupa, intenta no reaccionar de inmediato buscando en internet o enfocándote en ello. En su lugar, utiliza una técnica llamada «tiempo de espera»: date 20 minutos antes de reaccionar. Durante ese tiempo, haz algo que te distraiga, como leer, ver un video divertido o salir a caminar.

Este ejercicio te ayuda a romper el ciclo de hipervigilancia y reducir la urgencia de reaccionar ante cada síntoma físico, enseñando a tu cerebro que no todos los malestares son peligrosos.

✅ Rutina de autocuidado

Establece una rutina de autocuidado durante la Navidad. Esto puede incluir ejercicio ligero, una dieta equilibrada, descanso adecuado y actividades que te gusten, como ver películas, leer o dar paseos cortos. También incluye momentos de desconexión digital, especialmente de redes sociales.

El autocuidado fortalece tu bienestar físico y mental, reduciendo los niveles de estrés y la probabilidad de caer en pensamientos catastróficos.

✅ Conexión consciente en reuniones sociales

Cuando estés en reuniones familiares o con amigos, practica la conexión consciente. Esto significa estar presente, escuchando activamente y participando sin juzgar tus emociones o pensamientos. Si te sientes abrumado, no te fuerces a interactuar; simplemente observa y respira profundamente.

Este enfoque ayuda a que las interacciones sociales se sientan menos exigentes y más naturales, permitiéndote disfrutar sin la presión de estar «perfectamente bien».

✅ Diario de pensamientos y emociones

Dedica unos minutos al final del día a escribir sobre cómo te sentiste, qué pensamientos aparecieron y cómo reaccionaste. Refleja sobre lo que salió bien y sobre los desafíos, pero sin juzgarte.

Escribir te permite externalizar tus pensamientos, lo cual puede aliviar la carga emocional y darte perspectiva sobre tus reacciones y miedos.

✅ Afirmaciones de autocompasión

Crea afirmaciones que te ayuden a manejar la autocrítica. Algunas podrían ser: «no pasa nada por sentirme así», «no tengo que ser perfecto» o «estoy haciéndolo lo mejor que puedo». Repite estas frases especialmente en momentos de estrés.

Las afirmaciones de autocompasión suavizan la crítica interna y fomentan una relación más amable contigo mismo, reduciendo la presión y el autoboicot.

✅ Plan de respuesta a la ansiedad

Diseña un plan sencillo para esos momentos de alta ansiedad. Incluye pasos como: «reconocer mi ansiedad», «usar la respiración profunda», «hablar con alguien de confianza» o «dar un paseo para despejarme».

Tener un plan te da un sentido de control y te ofrece una guía clara de qué hacer cuando los pensamientos catastróficos se apoderen de ti.

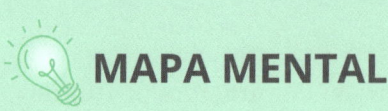

MAPA MENTAL

1. La Navidad suele estar llena de expectativas de alegría y perfección que pueden convertirse en una fuente de ansiedad. Esto crea una sensación de que algo está mal con nosotros, pero es normal que no siempre nos sintamos felices.

2. La hipocondría se intensifica en Navidad, ya que los miedos se amplifican ante la idea de enfermar en momentos especiales. Estos temores surgen de la necesidad de control en un mundo incierto.

3. La ansiedad genera un ciclo de autoboicot donde el miedo provoca aislamiento y evita que disfrutemos del momento. Romper este ciclo empieza por reconocer estos patrones y dar pequeños pasos para disfrutar sin la presión de la perfección.

4. Existen ejercicios como la identificación de pensamientos catastróficos, la respiración consciente y la lista de pequeñas cosas positivas, que ayudan a manejar la ansiedad.

5. En medio de la ansiedad y el miedo, Dios está presente. La fe nos ayuda a entregarle nuestras preocupaciones, confiar en Su plan y encontrar serenidad, sabiendo que somos amados y acompañados siempre, incluso en nuestras luchas más profundas.

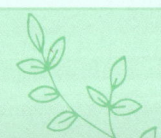

«El miedo
nunca ha hecho
nada grande
en la vida.
No tengas miedo».

San Juan Pablo II

LAS TRINCHERAS INVISIBLES

El sonido del despertador rompe el silencio de la madrugada, anunciando el inicio de un nuevo día. Clara, con los ojos aún entrecerrados, lucha contra el deseo de permanecer en la seguridad de su cama. Desde hace meses, cada despertar es una batalla contra una oscuridad interna que parece haber arraigado profundamente en su ser. La idea de enfrentar al mundo exterior le resulta casi insuperable.

Clara se desliza lentamente fuera de la cama, sintiendo el peso de una ansiedad opresiva que amenaza con consumirla. Mirarse en el espejo es un recordatorio constante de la distancia que hay entre cómo se siente y cómo cree que debería sentirse. Su reflejo le devuelve una mirada vacía, ojos hundidos que han perdido su brillo natural. La idea de interactuar con otros, de participar en conversaciones triviales o incluso profundas, le produce un nudo en el estómago. Socializar, una vez una fuente de alegría, se ha convertido en una trinchera en la que luchar diariamente.

En la universidad, Clara se esfuerza por mantener una fachada de normalidad. Ha perfeccionado el arte de sonreír y asentir, de fingir interés en las conversaciones, mientras su mente se encuentra atrapada en un torbellino de pensamientos oscuros. Cada comentario casual de sus compañeros, cada risa compartida, le parece una barrera insuperable. La sensación de alienación es abrumadora; estar rodeada de personas que parecen disfrutar de la vida, mientras ella se siente atrapada en un laberinto sin salida.

Aunque rodeada de gente, Clara se siente increíblemente sola. La depresión no solo aísla emocionalmente, sino que también crea un muro invisible entre ella y los demás. Sus amigos intentan acercarse, pero sus palabras de aliento y sus intentos de animarla parecen huecos y distantes. Ellos no pueden comprender la magnitud de su sufrimiento interno, y Clara no sabe cómo explicar un dolor tan intangible. Este abismo de incomprensión se ensancha con cada intento fallido de conexión.

Cada interacción social es una prueba agotadora. Clara se encuentra constantemente preocupada por cómo será percibida, temiendo que los demás noten su vulnerabilidad. Participar en una conversación requiere un esfuerzo mental enorme, ya que debe concentrarse en cada palabra, cada gesto, mientras intenta mantener sus pensamientos negativos a raya. La ansiedad social se manifiesta en sudoraciones, manos temblorosas y una mente que se acelera, buscando una salida de la situación.

A menudo, la única forma en que Clara puede encontrar alivio es huyendo. Encuentra excusas para evitar salidas sociales, se encierra en su habitación y se sumerge en actividades solitarias. Sin embargo, este aislamiento autoimpuesto solo sirve para profundizar su sensación de desconexión. Los mensajes sin responder y las llamadas perdidas son testigos silenciosos de su retirada gradual del mundo. La soledad se convierte en un ciclo vicioso, alimentando su depresión y haciéndola cada vez más difícil de romper.

Clara no puede evitar compararse con los demás. Las redes sociales se convierten en una fuente constante de angustia, al ver las vidas aparentemente perfectas de sus amigos y conocidos. Las sonrisas, los logros y las aventuras de los demás la hacen sentir aún más insuficiente. La comparación constante erosiona su autoestima y refuerza la creencia de que ella no pertenece a ese mundo de felicidad y éxito.

Lo que Clara más anhela es ser comprendida. Desea poder expresar su dolor sin temor a ser juzgada o incomprendida. Sueña con encontrar a alguien que vea más allá de su máscara y pueda ofrecerle un apoyo genuino. Sin embargo, el miedo al rechazo y la incomprensión la paralizan, manteniéndola atrapada en su propio sufrimiento silencioso.

A pesar de la oscuridad, hay momentos en los que Clara vislumbra pequeños rayos de esperanza. Un amigo que la escucha sin juzgar, una actividad que le brinda un breve respiro, una terapia que le ofrece nuevas herramientas para enfrentar su depresión. Estos momentos, aunque efímeros, son recordatorios de que no está completamente sola en su lucha. Cada pequeño paso hacia adelante es una victoria, un recordatorio de que, aunque difícil, la vida puede encontrar formas de ofrecerle consuelo y conexión.

La experiencia de Clara destaca la importancia de la empatía en las interacciones humanas. Para aquellos que no comprenden plenamente el peso de la depresión, es crucial ofrecer un espacio de apoyo y comprensión. La empatía no requiere entender completamente el dolor del otro, sino estar presente y dispuesto a escuchar sin juicio. Este tipo de conexión humana puede ser un salvavidas para alguien atrapado en la oscuridad.

La recuperación es un proceso lento y arduo. Clara sabe que no hay soluciones rápidas ni fáciles. Cada día es una batalla, pero también una oportunidad para encontrar pequeñas formas de sanación. Con el tiempo, y con el apoyo adecuado, empieza a reconstruir su capacidad para socializar, a establecer conexiones genuinas y a encontrar momentos de alegría en su vida. Aunque el camino es difícil, Clara comienza a creer que, paso a paso, puede encontrar su camino de regreso a sí misma y a los demás.

CARTA DE ELENA

La esperanza en la terapia psicológica es un elemento crucial que puede influir significativamente en el proceso de sanación y recuperación de los pacientes. La esperanza se refiere a la expectativa de que las cosas pueden mejorar y de que el cambio es posible, y es una fuerza motivadora esencial tanto para el paciente como para el terapeuta. Al menos, así lo he experimentado yo en todos mis años de trabajo en clínica.

En el contexto terapéutico, la esperanza actúa como un faro que guía a los pacientes a través de sus dificultades emocionales y psicológicas. Para muchos, el simple acto de buscar ayuda ya es un acto de esperanza, una creencia de que hay un camino hacia una vida mejor y más satisfactoria. Esta expectativa positiva puede proporcionar la fe necesaria para enfrentar los desafíos del tratamiento y persistir, a pesar de los contratiempos y las recaídas.

Para mí, fomentar la esperanza con mis pacientes en sesión es una parte fundamental de mi trabajo. Esto no significa ofrecer falsas promesas, sino ayudar a los pacientes a reconocer sus propios recursos y capacidades, a identificar y alcanzar metas alcanzables y a celebrar los pequeños logros en el camino. A través de la validación, el apoyo empático y la construcción de una relación terapéutica de confianza, los terapeutas podemos ayudar a los pacientes a mantener la esperanza viva.

La esperanza también está ligada a la resiliencia, la capacidad de recuperarse de la adversidad. En terapia, los pacientes aprenden a desarrollar estrategias de afrontamiento, a reestructurar pensamientos negativos y a construir una narrativa más positiva sobre sus vidas y experiencias; lo que yo llamo «la vocecilla enfurruñada», o más conocida como la voz interior o juez interno. Este proceso refuerza la idea de que el cambio es posible y de que, a pesar de las dificultades, hay potencial para una mejora continua.

En última instancia, la esperanza en la terapia psicológica no es solo un sentimiento pasajero, sino una herramienta poderosa que puede transformar vidas. Es la chispa que puede encender el camino hacia la recuperación y el bienestar, permitiéndonos imaginar y trabajar hacia un futuro más brillante. La esperanza no elimina el dolor ni las dificultades, pero ofrece una perspectiva que puede hacer que esos desafíos sean más manejables y, en última instancia, superables.

Al fin y al cabo, la esperanza es Dios.

Espero y confío en que estas páginas te hayan ayudado a entenderte y a saber cómo pasar unas Navidades más felices. Pero, sobre todo, me harías muy feliz si me dijeras que he conseguido que recuperes la esperanza.

Elena